Bushra Al Maula
Nada Al Ghaban

Osteointegração de implantes dentários

Bushra Al Maula
Nada Al Ghaban

Osteointegração de implantes dentários

ScienciaScripts

Imprint

Cover image: www.ingimage.com

This book is a translation from the original published under ISBN 978-3-659-58089-5.

Publisher:
Sciencia Scripts
is a trademark of
Dodo Books Indian Ocean Ltd. and OmniScriptum S.R.L publishing group

120 High Road, East Finchley, London, N2 9ED, United Kingdom
Str. Armeneasca 28/1, office 1, Chisinau MD-2012, Republic of Moldova, Europe
Printed at: see last page
ISBN: 978-620-8-06060-2

Índice:

Resumo

Antecedentes: O implante dentário é uma raiz dentária artificial fixada nos maxilares para suportar um dente de substituição, uma ponte ou uma prótese completa. Muitos estudos compararam a eficácia de vários tratamentos de superfície na melhoria da integração do tecido ósseo dos implantes, estes estudos descrevem uma variedade de respostas celulares a várias condições da superfície do implante. A amelogenina é o principal componente do derivado da matriz do esmalte. A expressão da amelogenina foi detectada em células normais e em regeneração do osso alveolar (osteócitos, osteoblastos e osteoclastos), sendo mais elevada em áreas de elevada renovação e atividade óssea. O extrato etanólico de própolis tem influência na regeneração e na aceleração do tecido ósseo numa área defeituosa. A melhoria da função normal dos osteoblastos e da formação de osso aposicional após a colocação de implantes representa uma estratégia que pode ser útil para melhorar a osseointegração.

Objectivos do estudo: Avaliar os efeitos do biomaterial revestido (amelogenina, própolis e ambos) na osseointegração do implante de titânio histologicamente, imuno-histoquimicamente.

Materiais e métodos: Cento e sessenta implantes iraquianos de superfície maquinada a partir de uma haste de titânio comercialmente puro foram inseridos em 40 coelhos adultos brancos machos da Nova Zelândia. Foram colocados quatro implantes de titânio nas tíbias de cada coelho (dois implantes em cada tíbia). Os animais foram escarificados 1, 2, 4 e 6 semanas após a implantação (10 coelhos para cada intervalo).

Os implantes foram categorizados em:

1- Grupo de controlo (40 implantes não revestidos): este grupo inclui 10 implantes para cada intervalo de cicatrização (1, 2, 4 e 6 semanas).

2- Grupo experimental (120 implantes revestidos): foram divididos em:

a- Implantes revestidos com (0,05 ml) de proteína amelogenina (10 implantes para cada intervalo de cicatrização).

b- Implantes revestidos com (0,1ml)própolis (10 implantes para cada intervalo de cicatrização).

c- Implantes revestidos com (0,05ml)amelogenina e (0,1ml)própolis (10 implantes para cada intervalo de cicatrização).

Foi efectuado um estudo histológico e imunohistoquímico da expressão da osteocalcina e do colagénio1 em todos os blocos osso-implante dos grupos de controlo e experimental.

Resultados: Os resultados histológicos do presente estudo ilustram que os implantes de titânio revestidos com amelogenina, própolis ou ambos aceleram a formação, mineralização e maturação do osso em redor dos implantes revestidos do que nos implantes não revestidos. O exame imuno-histoquímico deste estudo revelou que o implante revestido com amelogenina ou própolis, ou com ambos, aumentou a expressão de osteocalcina e colagénio I por osteoblastos e osteócitos, especialmente nos períodos de cicatrização de 1 e 2 semanas, em comparação com o observado no implante não revestido.

Conclusões: o presente estudo conclui que o revestimento de implantes com amelogenina, própolis ou ambos acelera a osseointegração à sua volta.

Introdução

O titânio é amplamente utilizado em implantes dentários devido à sua biocompatibilidade, resistência mecânica e plasticidade para a conceção de próteses. Quando o titânio é implantado em tecido ósseo vivo, integra-se efetivamente no osso (Kenichi *et al.*, 2010). No entanto, o titânio e as suas ligas são geralmente considerados bio-inertes e não são susceptíveis de formar ligações químicas diretas com o osso (Geng-sheng *et al.*, 2009).

A osseointegração refere-se ao crescimento do osso à medida que este incorpora materiais implantados cirurgicamente. O processo de osseointegração envolve o comportamento do material no hospedeiro e a reação do hospedeiro ao implante (Niehaus *et al.*, 2009). A reação das células e dos tecidos aos corpos estranhos implantados depende das propriedades do material e do seu comportamento em contacto com os fluidos corporais (Abrahamsson *et al.*, 2002). Em geral, um processo de cicatrização sequencial começa com o recrutamento de células mesenquimatosas, seguido da formação e remodelação de novo osso (Kawana *et al.*, 2002).

A fim de melhorar a formação óssea, os implantes foram revestidos com biomoléculas específicas do osso (Bougas *et al.*, 2012). Foram estudadas e aplicadas várias técnicas de tratamento de superfícies para melhorar as propriedades biológicas da superfície, o que favorece o mecanismo de osseointegração. Esta estratégia tem como objetivo promover o mecanismo de osseointegração com uma formação óssea mais rápida e forte, para conferir uma melhor estabilidade durante o processo de cicatrização, permitindo assim uma carga mais rápida do implante (Belem *et al.*, 2010).

As amelogeninas são proteínas hidrofóbicas do esmalte segregadas pelas células ectodérmicas - ameloblastos - durante a formação do esmalte e são o principal componente da matriz do esmalte em desenvolvimento. Os osteoblastos, os odontoblastos e as células estromais da medula óssea também expressam o gene da amelogenina, o que sugere que os osteoblastos e os odontoblastos entram em contacto com a amelogenina completa e com os produtos de clivagem da amelogenina, respetivamente (Haze et al., 2007) .

A amelogenina é uma proteína de adesão celular, um potencial regulador de genes associados ao cemento, tais como a sialoproteína óssea e o colagénio de tipo I, e os produtos de emenda do gene da amelogenina específicos podem ser moléculas de sinalização epitelial mesenquimal específicas do tecido (Swanson *et al., 2006).* A amelogenina é o principal componente do derivado da matriz do esmalte, que é absorvido pelos osteoblastos através de cavidades revestidas de clatrina e pode ter um efeito positivo nos factores envolvidos na promoção da mineralização *in vitro*, estimulando a atividade da fosfatase alcalina (ALP) no meio, bem como aumentando a expressão dos mRNAs da osteocalcina (OC) e do colagénio tipo 1 (Uskokovic *et al.*, 2011). Estudos confirmam que as amelogeninas têm potencial para utilização nos domínios da endodontia, regeneração óssea, implantologia, traumatologia e tratamento de feridas (Lyngstadaas et al., 2009). A expressão da amelogenina foi detectada em células normais e em regeneração do osso alveolar (osteócitos, osteoblastos e osteoclastos), ligamento periodontal, cemento e em células estromais da medula óssea, a expressão da amelogenina foi mais elevada em áreas de elevada renovação e atividade óssea (Haze *et al.*, 2009).

A própolis é uma substância resinosa fortemente adesiva recolhida, transformada e utilizada pelas abelhas para selar buracos nos seus favos de mel, alisar as paredes internas e proteger a entrada contra intrusos (Daugsch *et al*, 2008). Esta resina é mastigada, enzimas salivares são adicionadas e o material parcialmente digerido é misturado com cera de abelha e utilizado na colmeia (Silva *et al.*, 2004). O estudo realizado por Chai *et al.* em 2005, investigou que a atenuação da osteoclastogénese e a indução da apoptose dos osteoclastos através da inibição da ativação do fator nuclear-kB (este fator é um regulador-chave da diferenciação, ativação e sobrevivência dos osteoclastos) pelo éster fenetílico do ácido cafeico da própolis, o que pode ser útil para o tratamento da osteólise associada a uma maior formação e ativação dos osteoclastos (Al-Waili *et al.*, 2012). A ipriflavona (disponível na própolis de abelha) estimula a secreção e a síntese de calcitonina da tiroide, bem como ajuda à formação e densidade óssea (Gencay *et al.*, 2008).

A osteocalcina é segregada exclusivamente pelos osteoblastos e pensa-se que desempenha um papel na regulação metabólica do organismo e é pró-osteoblástica, ou seja, construtora de ossos, por natureza. Também está implicada na mineralização óssea e na homeostase do ião cálcio, representa um índice útil de renovação óssea e é particularmente útil no acompanhamento de doentes com doenças ósseas tratadas, pelo que a concentração de osteocalcina no soro reflecte a função osteoblástica e a renovação óssea (Pittas *et al.*,2009, AL-Zubaydi *et al.*,2011).

Os colagénios são as proteínas extracelulares mais abundantes no homem, tendo sido identificados 20 tipos diferentes de colagénios (Persikov e Brodsky, 2002). O colagénio de tipo I é o principal componente orgânico da matriz óssea mineralizada. Através de coloração imunohistoquímica, foi possível detetar a sua expressão na matriz óssea. A formação de osso por células osteoblásticas requer a deposição de uma matriz extracelular constituída por colagénio tipo I e uma variedade de proteínas não colagénicas, que subsequentemente se mineraliza pela formação de cristais de hidroxiapatite (Sun *et al.*, 2012).

Capítulo 1

Revisão da literatura

1.1Ossos

1.1.1 Definição

O osso é um tecido conjuntivo especializado com uma matriz extracelular mineralizada. É um tecido biológico dinâmico composto por células metabolicamente activas que estão integradas numa estrutura rígida (Nanci, 2008). O tecido dinâmico que muda constantemente de forma em relação às tensões que lhe são colocadas, por exemplo, a pressão aplicada ao osso leva à sua reabsorção, enquanto a tensão aplicada resulta no desenvolvimento de novo osso (Bentmann *etal.,* 2009).

Os ossos constituem a maior parte do esqueleto da maioria dos vertebrados. Fisicamente, o osso funciona como suporte do corpo, actua como um sistema de alavanca durante o movimento e protege os órgãos internos (Jenkins *et al.,* 2008). As suas funções fisiológicas incluem a hematopoiese, a formação de células sanguíneas, e a homeostasia mineral, como reservatório de cálcio, fósforo, sódio, potássio, zinco e magnésio. A hidroxiapatite mineral inorgânica (Ca10(PO4)6(OH)2) compreende 67% do osso, enquanto os restantes 33% são de matriz orgânica, constituída por 25% de colagénio tipo I e 5% de proteínas não colagénicas, incluindo osteocalcina, sialoproteína óssea, factores de crescimento ósseo e proteoglicanos ósseos. Proporciona suporte, forma e rigidez ao esqueleto humano e fornece uma vasta reserva de cálcio necessária para a homeostase relacionada com o cálcio (Mayhew *et al.,* 2008).

Microscopicamente, o osso é classificado como osso primário (imaturo ou tecido) ou osso secundário (maduro ou lamelar). O osso primário é o primeiro osso a formar-se durante o desenvolvimento fetal e durante a reparação óssea. Tem osteócitos abundantes e feixes irregulares de colagénio, que mais tarde são substituídos e organizados como osso secundário (McElwain e Punyasena , 2007). O conteúdo mineral do osso primário é também muito inferior ao do osso secundário, que é um osso maduro composto por lamelas paralelas ou concêntricas com 3-7^m de espessura (Hernandez-Gil *et al.,* 2006).

1.1.2 Caraterísticas do osso

As caraterísticas de todos os ossos são uma camada exterior densa de osso compacto& uma cavidade medular central. No osso vivo, a cavidade é preenchida por medula óssea vermelha ou amarela que é interrompida, particularmente nas extremidades das trabéculas de ossos longos (trabecular, esponjoso, osso esponjoso) são termos utilizados para descrever esta rede, o periósteo que rodeia a superfície externa do osso enquanto a superfície interna é revestida por endósteo (Asheville, 2011).

As caraterísticas anatómicas de um osso longo típico são compostas por um eixo central chamado diáfise, enquanto as regiões em cada extremidade são chamadas epífises. Entre a diáfise e a epífise existe uma região de osso esponjoso denominada placa epifisária ou placa de crescimento, adjacente a esta está a extremidade em crescimento da diáfise conhecida como metáfise, durante o crescimento esta região é feita de cartilagem, mas após a puberdade esta placa torna-se totalmente calcificada e permanece como linha epifisária (Montes *etal.,*2007).

1.1.3 Estrutura óssea

A secção transversal do osso ao microscópio mostra o seguinte:

1.1.4 . A. *Periósteo:* a superfície dos ossos é coberta por periósteo, que consiste numa camada exterior de tecido fibroso resistente e numa camada interior de tecido osteogénico (formador de osso). Esta camada interna é composta por células ósseas, seus precursores e um rico suprimento microvascular (Bao *et al.,* 2013).

1.1.5 . B. *Osso compacto:* A superfície exterior do osso compacto é composta por finas camadas de osso em forma de bolacha, conhecidas como lamelas, que se encontram dispostas em sistemas lamelares, especialmente evidentes nas diáfises dos ossos longos:

1. *lamelas circunferenciais externas:* situam-se na profundidade do periósteo, formando a região mais externa da diáfise e contêm fibras de Sharpey que fixam o periósteo ao osso.

2. *lamelas circunferenciais internas:* análogas mas não tão extensas como as externas, circundam completamente a cavidade medular (Datta *etal.,* 2008).
3. *Sistema de canal haversiano (osteão):* é a unidade funcional no osso maduro e é composto por um canal haversiano central rodeado por camadas cêntricas de osso (Hernandez-Gil *et al.,* 2006). Os feixes de fibras de colagénio são paralelos entre si no interior de uma lamela, mas estão orientados quase perpendicularmente aos das lamelas adjacentes e às células osteoprogenitoras, casas de feixes neurovasculares a que está associado tecido conjuntivo. Os osteões estão ligados entre si pelos canais de Volkmann, que são espaços vasculares, estão orientados obliquamente ou perpendicularmente aos canais haversianos (Savalli, 2013).

1.1.3. C. *Endósteo*: É a linha da parede das cavidades ósseas e consiste principalmente de células osteogénicas e tecido fibroso com muitos vasos sanguíneos, a função do endósteo é semelhante à do periósteo (Savalli, 2013).

1.1.3. D. *Osso esponjoso (osso esponjoso)*: A porção porosa que reveste a cavidade medular é o osso esponjoso ou osso esponjoso, que revela trabéculas ósseas ramificadas e espículas que se projetam da superfície interna do osso compacto para a cavidade medular. Estas contêm lacunas que alojam osteócitos que são nutridos por difusão a partir da cavidade medular, que é preenchida com medula óssea (Vesper *etal.,* 2004).

1.1.4 Matriz óssea

O osso é composto por elementos orgânicos e inorgânicos, em peso, o osso é aproximadamente 20% água, o peso do osso seco é composto por fosfato de cálcio inorgânico (65-70% do peso) e uma matriz orgânica de proteína fibrosa e colagénio (30-35% do peso), o osteoide é a matriz orgânica não mineralizada segregada pelos osteoblastos, é composto por 90% de colagénio de tipo I e 10% de substância triturada que consiste em proteínas não colagénicas, glicoproteínas, proteoglicanos, péptidos, hidratos de carbono e lípidos (Yoshikazu *etal.,* 2010). O conteúdo inorgânico do osso é constituído por fosfato de cálcio e carbonato de cálcio com pequenas quantidades de magnésio, fluoreto e sódio. Os cristais minerais formam a hidroxiapatite, que se precipita numa disposição ordenada em torno das fibras de colagénio do osteoide (Sarkar *et al.*, 2004).

Várias glicoproteínas estão restritas ao osso, como a ostecalcina, que se liga à hidroxiapatite, e a osteopontina, que também se liga à hidroxiapatite, mas tem sítios de ligação adicionais a outros componentes, bem como a integrinas presentes nos osteoblastos e osteoclastos. A vitamina D estimula a síntese destas glicoproteínas, a sialoproteína óssea, outra proteína da matriz, tem sítios de ligação a componentes da matriz e a integrinas de osteoblastos e osteócitos, o que sugere o seu envolvimento na adesão destas células à matriz óssea (Witzmann e Soier-Gijo'n, 2010).

1.1.5 Células ósseas

São reconhecidos três tipos principais de células em secções histológicas do osso: *osteoblastos, osteócitos e osteoclastos*, os dois primeiros tipos originados a partir de células progenitoras, dentro do tecido osteogénico do osso. Acredita-se que os osteoclastos sejam originários de células fagocíticas mononucleares (Lee e O'Connor, 2013). As células osteoprogenitoras são derivadas de células mesenquimais embrionárias e mantêm a sua capacidade de sofrer mitose, localizam-se na camada celular interna do periósteo, revestindo os canais haversianos e no endósteo, podem dividir-se e diferenciar-se em osteoblastos. Além disso, em determinadas condições de baixa tensão de oxigénio, estas células podem diferenciar-se em células condrogénicas. As células osteoprogenitoras são fusiformes e têm um núcleo oval de coloração pálida, o seu citoplasma de coloração pálida escassa apresenta RER esparsos e um aparelho de Golgi pobre, mas uma abundância de ribossomas livres (Aggrey , 2009).

1.1.5 A *Osteoblastos*

Os osteoblastos são células mononucleares que sintetizam proteínas colagénicas e não colagénicas da matriz óssea. Surgem a partir de células estaminais pluripotentes de origem mesenquimatosa em todas as regiões do corpo, exceto na cabeça, onde são de origem ectomesenquimatosa. Embora os osteoblastos sejam células pós-mitóticas, tanto os pré-osteoblastos como os osteoblastos podem sofrer mitose durante o desenvolvimento pré-natal e, ocasionalmente, durante o crescimento pós-natal. Ambos os tipos de células exibem níveis elevados de fosfatase alcalina na superfície externa da sua membrana plasmática. Funcionalmente, acredita-se que a enzima cliva o fosfato ligado organicamente (Stepien, 2011).

Os osteoblastos são as únicas células ósseas que possuem receptores da hormona paratiroide, esta hormona pode induzir alterações do citoesqueleto nos osteoblastos. Localizam-se na superfície do osso num arranjo em forma de folha de células cuboidais a colunares, quando segregam ativamente a matriz exibem um citoplasma basófilo. Os organelos estão polarizados de modo a que o núcleo se localize longe da região de atividade secretora (Emile e Walter, 2005).

À medida que os osteoblastos depositam as proteínas da matriz, os factores de crescimento produzidos pelos osteoblastos, tais como o fator de crescimento transformador beta, o fator de crescimento semelhante à insulina I e II, o fator de crescimento fibroblástico, o fator de crescimento derivado das plaquetas e as proteínas morfogenéticas ósseas, são incorporados nas proteínas estruturais da matriz. A presença de receptores para factores de crescimento na membrana celular dos osteoblastos sugere que a ação predominante do fator pode ser de natureza autócrina e parácrina (Theyse *et al.,* 2006). Quando o osso já não se está a formar, os osteoblastos achatam-se e estendem-se substancialmente ao longo da superfície óssea. Estas células, designadas por células de revestimento ósseo, contêm poucos organelos sintéticos. As células de revestimento ósseo cobrem a maior parte das superfícies do esqueleto adulto, tendo sido postulado que mantêm as suas junções gap com os osteócitos, criando uma rede que funciona para controlar a homeostase mineral e assegurar a vitalidade óssea (Stepien, 2011).

1.1.5 B *Osteócitos*

Os osteócitos são células ósseas maduras derivadas de osteoblastos que ficaram presos em lacunas dentro da matriz que segregaram. Os osteócitos adjacentes estão ligados por finos processos citoplasmáticos que passam através de pequenos canais entre as lacunas (canalículos) (Hernandez-Gil *et al.,* 2006). Esta disposição permite a troca de cálcio do interior para o exterior dos ossos e depois para o fluido extracelular. Esta transferência é conhecida como osteólise osteocítica e pode ser utilizada para remover o cálcio do cristal mineral formado mais recentemente quando os níveis de cálcio plasmático descem. Também se propôs que os osteócitos participem na degradação local do osso (osteólise osteocítica), influenciando assim a estrutura da matriz perilacunar (K'ohie *etal.*,2012). Os osteócitos estão em conformidade com a forma das suas lacunas. O seu núcleo é achatado e o seu citoplasma é pobre em organelos, apresentando um retículo endoplasmático rugoso (RER) escasso e um aparelho de Golgi muito reduzido, segregam substâncias necessárias para a manutenção do osso, estas células estão também implicadas na mecanotransdução, na medida em que respondem a estímulos que colocam tensão no osso libertando adenosina monofosfato cíclico (AMPc), osteocalcina e fator de crescimento semelhante à insulina (Mahdy *etal.,* 2007).

1.1.5 C *Osteoclastos*

Os osteoclastos são células multinucleares, geralmente maiores do que as outras células ósseas. Pensa-se que os osteoclastos são derivados de uma de três origens possíveis:

1. A partir de uma célula estaminal osteoprogenitora que se diferencia em osteócitos, osteoblastos e osteoclastos.
2. Do sistema de fagócitos mononucleares.
3. De uma célula mononuclear circulante não identificada (o pré-osteoclasto).

Parece que o aumento da ativação dos osteoclastos pode ser devido ao aumento dos níveis de citocinas de reabsorção óssea, como a interleucina 1 (IL-1) e o fator de necrose tumoral alfa, e também ao aumento do nível de prostaglandina E2 (Lehman e Woodward, 2008). As células precursoras (células progenitoras de granulócitos-macrófagos) são estimuladas pelo fator estimulador de colónias de macrófagos para sofrerem mitose, estes precursores de osteoclastos fundem-se para produzir osteoclastos multinucleados. Um outro fator, a osteoprotegerina, não só inibe a diferenciação destas células em osteoclastos, como também suprime as capacidades de reabsorção óssea dos osteoclastos. Os osteoclastos ocupam depressões pouco profundas denominadas *lacunas de Howship*, que identificam regiões de reabsorção óssea (Tsuihij et al. 2011). Adjacente à superfície do tecido, a membrana celular é lançada numa miríade de dobras profundas que formam uma *borda rugosa*; na periferia desta borda, a membrana plasmática é aplicada de perto à superfície óssea e o citoplasma adjacente, desprovido de organelos celulares, é enriquecido em proteínas contrácteis fibrilares de actina, vinculina e talina (Nanci, 2008).

A zona clara ou de selagem não só fixa as células à superfície mineralizada, como também isola um microambiente entre elas e a superfície óssea, sendo frequentemente observada uma camada de matriz interfacial entre a zona de selagem e a superfície do tecido calcificado. Os organelos celulares consistem em muitos núcleos, cada um dos quais é rodeado por múltiplos complexos de Golgi, mitocôndrias, retículo endoplasmático rugoso (RER) e estruturas vesiculares situadas entre o complexo de Golgi e a superfície de reabsorção, são ricos em fosfatase ácida e outras enzimas (Villagra *et al.*, 2013). Estas enzimas são sintetizadas no RER, transportadas para os complexos de Golgi e movidas para a borda ruffled em vesículas de transporte onde libertam o seu conteúdo para o compartimento selado adjacente à superfície óssea criando lisossoma extracelular. Outra caraterística dos osteoclastos é uma bomba de protões associada ao bordo estriado que bombeia iões de hidrogénio para o compartimento selado (Cubo *et al.*, 2008).

1.1.6 Formação óssea (osteogénese)

1.1.6.1 Mecanismos de formação óssea

O osso é gerado por dois mecanismos: formação óssea *endocondral* e *membranosa*:

A. *Formação óssea endocondral*: ocorre nas placas epifisárias dos ossos longos e na cabeça do côndilo da mandíbula e é responsável pelo crescimento em comprimento. Requer a colocação de um modelo de cartilagem pré-formado, a cartilagem é gradualmente reabsorvida e substituída por osso. Esta sequência de eventos também ocorre na cicatrização das fracturas ósseas, o crescimento em largura ocorre por formação de osso aposicional (Canoville e Laurin, 2010). A formação óssea endocondral envolve uma fase cartilaginosa, em que as células estaminais mesenquimatosas embrionárias se diferenciam numa cartilagem hialina primitiva. Os vasos sanguíneos e as unidades formadoras de osso reabsorvem a cartilagem e substituem-na por osteoide enquanto invadem esta matriz (Hayashi *et al.*,2012).

B. *Formação de osso membranoso*: envolve células mesenquimatosas que se diferenciam em osteoblastos, que depositam osteoide. O osteoide depois mineraliza-se para formar osso. Este tipo de formação óssea ocorre no osso facial, na clavícula, na mandíbula e no osso subperiosteal. As células mesenquimatosas embrionárias com um fornecimento vascular abundante desenvolvem locais de deposição de colagénio intracelular. Os osteoblastos começam a segregar osteoide, no qual são depositados sais de cálcio. Esta formação óssea direta é responsável pela génese da abóbada craniana, do esqueleto facial e de partes da mandíbula, escápula e clavícula (Meier *et al.*, 2012).

1.1.6.2Osteocondução

A osteocondução descreve a formação óssea através do processo de crescimento de capilares e células osteoprogenitoras do leito recetor para dentro, à volta e através de um enxerto ou bioimplante (Ko "hier *et al.*, 2012). Por conseguinte, o enxerto ou bioimplante actua como um suporte para a formação de novo osso, ao contrário da osteoindução, em que este processo ocorre num ambiente que já contém osso. A osteocondução descreve a facilitação do crescimento ósseo ao longo de um andaime de materiais autógenos, alogénicos ou aloplásticos (Zenger *et al.*, 2010).

1.1.6.3Osteoindução

A osteoindução descreve um processo pelo qual é produzido novo osso numa área onde antes não havia osso, onde um tecido ou o seu derivado faz com que outro tecido indiferenciado se diferencie em osso (Standlinger *etal.*, 2007). Foi demonstrado que a matriz óssea induz a formação de osso nas bolsas musculares de muitas espécies de animais. Mais tarde, um extrato específico do osso, uma proteína agora designada por Proteína Morfogenética Óssea (BMP), foi identificada como o fator que causava o fenómeno. Desde então, uma grande quantidade de investigação resultou na descoberta de uma variedade de entidades com diferentes efeitos sobre o osso. Estes compostos podem ser classificados como osteoindutores, osteopromotores ou péptidos bioactivos (Standinger, 2008).

1.1.6.4Agentes osteoactivos

Um agente osteoactivo é qualquer material que tenha a capacidade de estimular a deposição de osso (Rammlet *et al.*, 2007). Foi demonstrado que a matriz óssea induz a formação de osso quando implantada em bolsas musculares de várias espécies de animais. Algumas proteínas são extraídas do osso e podem ser classificadas como osteoindutores, osteopromotores ou péptidos bioactivos. Os compostos das duas primeiras categorias (osteoindutores e osteopromotores) são factores de crescimento, um grupo de proteínas complexas de aproximadamente 6 a 45 kilo Daltons que funcionam para regular processos fisiológicos normais e actividades biológicas como a sinalização de receptores, a síntese de ADN e a proliferação celular (Guan *et al.,* 2009). Os factores de crescimento referidos como citocinas têm uma origem linfocítica, sendo proteínas não anticorpo libertadas por uma população de células em contacto com um antigénio específico e actuam como mediadores intracelulares. Outros factores de crescimento são descritos como morfogénios, que são substâncias difusíveis nos tecidos embrionários que influenciam a evolução e o desenvolvimento da forma, do formato ou do crescimento. Outros factores de crescimento são ainda os mitogénios, que induzem a transformação de blastos através da regulação da síntese de ADN, ARN e proteínas (Oshida *et al.*, 2010).

1.1.6.5Expressão dos genes e vias de sinalização durante a osteogénese

Os eventos moleculares que regulam a osteogénese foram descritos por Li *et al.*,2007, que analisaram o "transcriptoma de consolidação de fracturas" e o "proteoma de consolidação de fracturas" comparando fémures de rato não fracturados e pós-fracturados durante as fases iniciais e finais da reparação óssea. Nas fases iniciais após a lesão óssea, observaram uma regulação positiva dos genes relacionados com o ciclo celular e a sinalização célula-a-célula, apoiando o pressuposto de que tanto a divisão celular como a comunicação celular são essenciais para iniciar a consolidação da fratura (Davies, 2007). Muitos dos genes que controlam o crescimento e a sobrevivência das células são constantemente regulados positivamente, enquanto os que estão funcionalmente associados à diferenciação dos precursores osteogénicos e à formação da matriz óssea sofrem uma modulação temporária ao longo do tempo. Em particular, a expressão do fator de crescimento da insulina I e II, do fator de crescimento derivado das plaquetas, do recetor do fator de crescimento dos fibroblastos, da fibronectina, das metaloproteinases da matriz, do glicano, do byglicano, da osteomodulina, da osteonectina, da osteocalcina, da tenascina C, do colagénio da cartilagem (tipos VI e XI) e do colagénio ósseo (tipos I, V, VI e XII) aumenta até que o osteoide imaturo sintetizado pelos progenitores de osteoblastos seja histologicamente detetável (Granchi *et al.*, 2010).

O estudo de Kulterer *et al.*, 2007, demonstrou claramente que as células mesenquimais nativas são fenotípica e funcionalmente diferentes das células mesenquimais cultivadas. O curso temporal e a extensão da expressão genética dos precursores osteogénicos expandidos in vitro não são significativamente diferentes dos observados in vivo. O perfil de expressão genética das células mesenquimatosas humanas submetidas a indução osteogénica foi analisado em diferentes momentos até as células mesenquimatosas serem capazes de formar nódulos minerais. Na fase inicial da diferenciação, a maioria dos genes regulados positivamente estão relacionados com a proliferação celular, ao passo que nas fases posteriores a expressão de genes com uma função biológica relevante para a osteogénese, como as vias de sinalização GF, os genes relacionados com o osso e as moléculas de adesão, aumenta gradualmente (Huang *et al.,* 2007).

1.1.6.6. Factores de transcrição que regulam a diferenciação dos osteoblastos

As vias de sinalização conduzem à ativação de factores de transcrição que exercem efeitos reguladores positivos e negativos sobre a expressão de genes que controlam a aquisição do fenótipo osteoblástico (Marie, 2008). O Runx2 é um membro da família Runx de factores de transcrição, abundantemente expresso na cartilagem calcificada e no osso, e é considerado como um interrutor regulador principal essencial para a diferenciação dos osteoblastos (Stein e Sander , 2009). O Runx2 pode ser expresso nos primeiros osteoprogenitores, mas também é necessário para a função dos osteoblastos para além da diferenciação. A desativação da Runx2 por um alvo específico resulta na inibição completa da formação óssea, revelando que a Runx2 é essencial tanto para a formação óssea endocondral como intramembranosa (Hurum e Chinsamy-turan ,2012). A Runx2 actua em microambientes nucleares como uma proteína de suporte que controla a expressão genética em resposta a sinais fisiológicos. Muitos factores de transcrição interagem com a Runx2: alguns fornecem sinais coestimulatórios, enquanto outros reprimem a função da Runx2, afectando a sua atividade de ligação ao ADN e/ou o seu potencial de transactivação (Huang *et al.*, 2007). O estabelecimento de ratinhos *Runx2* nulos demonstrou claramente que este fator de transcrição é essencial para a diferenciação dos osteoblastos, uma vez que estes ratinhos não apresentavam tecido ósseo, osteoblastos ou osteoclastos, apesar do padrão esquelético cartilaginoso normal. A maturação dos condrócitos, no entanto, é perturbada como consequência (Camilleri e McDonald, 2006).

O segundo regulador transcricional para as fases finais da formação do tecido ósseo é o homólogo humano da Osx do rato, ou seja, a proteína de especificidade-7. Os precursores osteoblásticos Osx-null no periósteo de ossos membranosos expressam marcadores de condrócitos, o que sugere que os pré-osteoblastos que expressam Runx2 são ainda células bipotenciais. No entanto, os precursores osteoblásticos Osx-null não podem diferenciar-se em osteoblastos e depositar matriz óssea, pelo que não ocorre formação óssea endocondral ou intramembranosa (Hartmann, 2009). Estes dados provam que Osx actua a jusante de Runx2 para induzir a diferenciação osteoblástica em células osteocondroprogenitoras (Curtin *et al.*, 2012). A Osx pode ser induzida por vias de sinalização adicionais que actuam em paralelo ou independentemente da Runx2. Foi demonstrado que a Runx2 é necessária mas não suficiente para a indução da Osx mediada por BMP-2, porque as vias de sinalização MAPK servem como pontos de convergência para mediar o efeito da BMP-2 na expressão da Osx. A cooperação entre Osx e o fator nuclear das células T activadas acelera a diferenciação dos osteoblastos e a formação óssea de uma forma independente de Runx2 (Koga *et al.*, 2005).

1.1.7 Cicatrização óssea

O osso, um tecido estrutural, tem a capacidade de se reparar a si próprio através de um processo designado por "remodelação óssea", que consiste na remoção do tecido ósseo mais antigo (reabsorção) e na sua substituição por tecido ósseo novo (formação) (Nanci, 2008).

A regulação da reparação óssea é um processo complexo que requer a interação entre hormonas e factores de crescimento sistémicos e locais. A resposta proliferativa das células osteoprogenitoras no periósteo, no endósteo e na medula óssea, bem como a produção das matrizes cartilaginosas-fibrocartilaginosas e do calo fibro-ósseo, ocorrem como resultado da interação célula-célula (fases de formação do hematoma inflamatório e do calo) e da interação célula-matriz (fase de remodelação) (Scheyer *et al.*, 2010).

1.1.7.1 Fases da cicatrização óssea

I. Fase reactiva

Na fase inflamatória, a formação de hematoma e hemorragia resulta do rompimento dos vasos sanguíneos periosteais e endosteais no local da lesão. As extremidades abertas destes vasos sofrem trombose, as enzimas lisossomais são então libertadas e o PH ácido segue-se aos macrófagos, leucócitos e outras células inflamatórias que invadem a área, estando esta fase clinicamente associada a dor, inchaço e calor (Arvidson *et al.*, 2011) . O hematoma contém um fator de crescimento derivado de macrófagos (MDGF), que é mitogénico para células tipo osteoblastos e condrócitos, também contém plaquetas que produzem fator de crescimento derivado de plaquetas (PDGF), que é mitogénico para fibroblastos. A libertação do PDGF das plaquetas é estimulada pelo ácido araquidónico, precursor da prostaglandina (Theyse *et al.*, 2006).

II. Fase reparadora

O coágulo é invadido por células osteoprogenitoras do endósteo e por células multipotenciais da medula óssea, formando um calo interno de trabéculas ósseas no espaço de uma semana. Nas 24 horas seguintes à lesão, as células osteoprogenitoras acumulam-se devido ao aumento da atividade mitótica da camada osteogénica do periósteo e do endósteo e formam células indiferenciadas da medula óssea (Arvidson *et al.*, 2011). A camada mais profunda de células osteoprogenitoras proliferadas do periósteo (as mais próximas do osso), que se encontram na vizinhança dos capilares, diferenciam-se em osteoblastos e começam a elaborar um colar de osso, cimentando-o ao osso morto sobre o local da lesão. Embora os capilares estejam a crescer, a sua taxa de proliferação é muito mais lenta do que a das células osteoprogenitoras, pelo que as células osteoprogenitoras no meio da massa em proliferação estão agora sem um leito capilar abundante. Isto resulta numa menor tensão de oxigénio e estas células transformam-se em células condrogénicas, dando origem a condroblastos que formam a cartilagem nas partes exteriores do colo (Abba e Superina, 2010).

A camada mais externa de células osteoprogenitoras em proliferação (as adjacentes à camada fibrosa do periósteo), com alguns capilares no seu interior, continua a proliferar como células osteoprogenitoras. Assim, o colo apresenta três zonas que se misturam (Joos e Meyer, 2006):

1. Uma camada de osso novo cimentada ao osso do fragmento.
2. Uma camada intermédia de cartilagem.
3. Uma camada superficial osteogénica em proliferação.

Entretanto, os colares formados nas extremidades de cada fragmento fundem-se num único colar, conhecido como calo externo, levando à união dos fragmentos. O crescimento contínuo do colar externo deriva principalmente da proliferação de células osteoprogenitoras e, em certa medida, do crescimento intersticial da cartilagem na sua zona intermédia. A matriz de cartilagem adjacente ao novo osso formado na região mais profunda do colar torna-se calcificada e acaba por ser substituída por osso esponjoso. Por fim, toda a cartilagem é substituída por osso primário através da formação de osso endocondral (Nanci, 2008).

Os condroblastos produzem um fator de crescimento da cartilagem (CGF-1). Um segundo fator de crescimento condrogénico (CGF-2) é produzido e é, por sua vez, importante na produção de colagénio tipo II específico da cartilagem e de ácido hialurónico. Foi demonstrado que a produção de ácido hialurónico nesta fase da cicatrização óssea pode ser fundamental para terminar a fase intensa de proliferação celular. As células osteoprogenitoras, que se diferenciam para formar osteoblastos (endósteo e medula óssea), também podem produzir um ou mais factores de crescimento mitogénicos (Bai *etal.*, 2004).

III. Fase de remodelação

A consolidação da fratura é concluída durante a fase de remodelação, na qual o osso em cicatrização recupera a sua forma, estrutura e resistência mecânica originais. A remodelação do osso ocorre lentamente ao longo de meses a anos e é facilitada pelo stress mecânico colocado no osso (Harwod *et al.*, 2010). Quando o local da fratura é exposto a uma força de carga axial, o osso é geralmente depositado onde é necessário e reabsorvido onde não é necessário. A resistência adequada é normalmente alcançada em 3-6 meses (Abtahi *et al.*, 2010).

A fase de remodelação requer a interação célula-matriz, em contraste com as fases anteriores, que envolvem mecanismos celulares para remover o osso desvitalizado até à cura da fratura, numerosos factores de crescimento polipeptídicos desempenham um papel intrincado na reparação da fratura óssea (Abtahi *et al.*, 2012), (Tabela 1.1) (Al-Nema, 2006).

Tabela 1.1 Papel dos factores de crescimento na consolidação das fracturas ósseas (Al-Nema, 2006).

I. Crescimento vascular	Fibronectina plasmática Fixa as células na substância do solo, Necessário para a formação de colagénio Fator de crescimento derivado de células endoteliais Mitogénio
II. Formação de calos	Fator de crescimento derivado das plaquetas Mitogénico: fibroblastos, células ósseas Ativa monócitos Promove a reabsorção óssea Fator de crescimento das células epidérmicas Mitogénio: cartilagem, osso Inibe a síntese de colagénio ósseo de tipo I Fator de crescimento de fibroblastos Mitogénio: fibroblastos, condrócitos Fator de crescimento semelhante à insulina Proliferação de condrócitos Síntese de proteoglicanos de condrócitos Fator de crescimento do nervo Mitogénio

III. Fase de formação / remodelação óssea	Fator de crescimento epidérmico Promove a reabsorção óssea Fator de crescimento de fibroblastos Promove a reabsorção óssea em doses elevadas Insulina Efeito sinérgico com o fator de crescimento ósseo Interleucinas (produtos de monócitos) IL-1: Proliferação de fibroblastos Produção de colagenase Produção de prostaglandinas IL-2: Fator de crescimento das células T Estimulação da reabsorção óssea através da produção do fator de ativação osteoclástica (OAF)

1.2 Implante dentário

1.2.1 Definição

O implante dentário é uma raiz dentária artificial fixada nos maxilares para suportar um dente ou uma ponte de substituição. São uma opção ideal para pessoas com boa saúde oral geral que perderam um dente ou dentes devido a doença periodontal, fracasso da endodontia, lesão ou por qualquer outro motivo (Alghamdi *et al*., 2013). Também são utilizadas para o tratamento de pacientes edêntulos e estão associadas a uma melhor retenção da prótese, estabilidade, eficiência funcional, melhorando assim a qualidade de vida. Atualmente, são amplamente praticados como uma prioridade de tratamento de pacientes total ou parcialmente edêntulos, levando a uma aceitação e popularidade generalizadas dos implantes dentários na comunidade de profissionais de medicina dentária (Ravikumar *et al.*, 2011).

Os implantes dentários inseridos cirurgicamente no osso maxilar são utilizados para suportar uma superestrutura que pode ser um único dente, uma ponte ou uma prótese completa. O volume do osso disponível e a qualidade do osso são dois factores que determinam o tipo de procedimento cirúrgico e o tipo de implante. Estes dois factores contribuem para o sucesso da cirurgia de implantes dentários (Renvert *et al.*, 2009).

Foram publicadas elevadas taxas de sucesso de implantes da ordem dos 78-100%, com mais de 15 anos de tempo de observação. Apesar destas elevadas taxas de sucesso, continuam a ocorrer complicações e insucessos. As causas de insucesso foram analisadas sem que seja necessário definir uma causa específica (Jimbo *et al*., 2013).

O estatuto dos implantes dentários não mudou muito até ao final da década de 1950, quando um professor sueco, Per-Ingvar Branemark, descobriu inesperadamente uma forma de formar previsivelmente uma aposição íntima entre o osso e o implante, com uma resistência significativa e capaz de suportar transferências de carga. O princípio básico era o de que, se fosse preparado um orifício no osso sem traumatizar os tecidos ou sobreaquecer o osso, seria possível obter uma aposição óssea íntima com um dispositivo implantável biocompatível; Branemark chamou a este processo osseointegração. Desde então, milhões de pacientes foram tratados com implantes dentários utilizando este princípio (Coelho *et al.*,2011).

1.2.2 Material do sistema de implantes dentários

Atualmente, a maioria dos sistemas de implantes dentários é feita de titânio comercialmente puro (cpTi) devido à sua elevada biocompatibilidade in vitro e in vivo. Este material permite o contacto direto osso-implante, também designado por osseointegração (Valverde *et al.*, 2013). O titânio e uma multiplicidade de ligas de titânio têm sido amplamente utilizados e são geralmente considerados como os materiais de eleição devido à sua elevada biocompatibilidade e osteocondutividade. O titânio é amplamente utilizado em implantes dentários devido à sua biocompatibilidade, resistência mecânica e plasticidade para o desenho de próteses. Quando o titânio é implantado em tecido ósseo vivo, integra-se efetivamente no osso (Sul, 2010). No entanto, o Ti e as suas ligas são geralmente considerados bio-inertes e não são susceptíveis de formar ligações químicas diretas com o osso. Noutras aplicações que exigem maior resistência mecânica, são preferidas as ligas à base de titânio ou as ligas de cobalto-crómio (Co-Cr) (Cristina *et al.*, 2008).

Os factores significativos que afectam o resultado do tratamento com implantes são a qualidade do osso à volta dos implantes, o aumento da densidade óssea melhora as propriedades mecânicas da interface (Sul *et al.*, 2009). O sucesso dos implantes depende da resposta dos tecidos biológicos (tecidos moles e osso) e da resistência dos componentes mecânicos (componentes do implante e superestrutura) (Hayashi *et al.*, 2012).

1.2.3 Osteointegração

A osseointegração refere-se ao crescimento do osso à medida que este incorpora materiais implantados cirurgicamente. O processo de osseointegração envolve o comportamento do material no hospedeiro e a resposta do hospedeiro ao implante (Niehaus *et al.*, 2009). A osteointegração é normalmente definida como uma ancoragem direta e estável de um implante através da formação de tecido ósseo sem crescimento de tecido fibroso na interface osso-implante (Hayashi *et al.*, 2012).

Uma caraterística morfológica definidora da osteointegração é o facto de os osteoblastos e a matriz mineralizada contactarem com a superfície do implante, mesmo quando são aplicadas cargas. Em contrapartida, a falha da osteointegração ou a desintegração de um implante ancorado anteriormente estável pode ser conceptualizada como uma falha da matriz extracelular mineralizada diretamente ligada à superfície artificial (Vouros *et al.*, 2012). Os osteoblastos totalmente diferenciados produzem e segregam proteínas que constituem a matriz óssea. A matriz é subsequentemente mineralizada sob o controlo das mesmas células. A preservação ou melhoria da função normal dos osteoblastos e da formação de osso aposicional após a colocação do implante representa uma estratégia que pode ser útil para melhorar a osteointegração (Jamil *et al.*,2011)

A osteointegração é também definida como o contacto direto (ao nível do microscópio de luz) entre o osso vivo e um implante. Estudos clínicos demonstraram que a osseointegração na fase inicial está relacionada com o sucesso clínico global de um implante. Também há relatos de que a taxa de osseointegração de um implante de titânio está relacionada com as propriedades da superfície do implante (Johansson *et al.*, 2012).

Atualmente, existem mais de 220 sistemas de implantes com as suas próprias combinações de vários aspectos, como a biocompatibilidade e o desenho do implante, para otimizar a osseointegração. Muitos materiais de implante parecem ser capazes de permitir a fixação, migração e crescimento de células ósseas (osteocondução), a sua capacidade de estimular a proliferação e diferenciação de células mesenquimais pluripotentes em osteoblastos formadores de osso (osteoindução) (Pessoa *et al.*,2011).

Considera-se que a estabilidade primária do implante desempenha um papel fundamental na obtenção de uma osteointegração bem-sucedida. Os estudos registaram uma taxa de insucesso de 32% para os implantes que apresentavam uma estabilidade inicial inadequada. Foi sugerido que os principais factores que contribuem para a estabilidade inicial do implante são o comprimento, o diâmetro, a textura da superfície e a configuração das roscas (Jimbo *et al.*,2011).

Um pré-requisito fundamental para o sucesso da cirurgia de implantes dentários é a osseointegração rápida e estável do implante (Frisardi *et al.*,2012).

No início, os implantes dentários osseointegrados gozavam de má reputação porque a primeira tentativa de ancoragem no osso falhava devido à formação de tecido cicatricial entre o osso e o material implantado. Isto permitiu o crescimento epitelial, potencialmente levando a que bactérias nativas infectassem estas bolsas epiteliais, resultando numa reação inflamatória que poderia causar reabsorção óssea e mobilidade do implante (Omar *et al.*, 2011).

1.2.3.1 Fases da osteointegração do implante

A. Primeira fase: Respostas do tecido ao material do implante após a colocação do implante No espaço de alguns nanossegundos após a implantação, o tecido responde à superfície do material do implante permitindo que as moléculas de água entrem em contacto com a superfície do implante, formando assim uma camada de água à volta do implante (Omar *et al.*, 2010). As propriedades da superfície do material implantado têm uma grande influência na extensão e no padrão de interação específico da superfície do material com esta camada de hidratação, o que, por sua vez, facilita a adsorção de proteínas e outras moléculas no microambiente biológico à superfície do material (Thevenot e Hu, 2008).

B. Segunda fase: Na segunda fase, de segundos a horas após a implantação, o material é subsequentemente coberto por uma fina camada de proteínas da matriz extracelular; a sua conformação, orientação e composição também são susceptíveis de serem afectadas pela superfície do material do implante (Wei e Latour, 2008).

C. Terceira fase: A terceira fase envolve a interação das células com a "superfície" do implante através da camada de proteína adsorvida. A interface célula-proteína ligada à superfície, que ocorre a partir de poucos minutos e até dias após a colocação do implante, inicia a adesão, migração e diferenciação celular, que ocorre de algumas horas a vários dias após a implantação (Wallace *et al.*, 2012). Esta fase é fortemente regulada por numerosos factores biológicos, incluindo proteínas da matriz extracelular, proteínas ligadas à superfície celular e proteínas do citoesqueleto, por caraterísticas químicas e topografias na superfície do implante e pelos iões/produtos libertados do material (Viswanath *et al.*, 2008).

D. Quarta fase: A fase final das respostas do corpo ao implante, que pode durar até várias décadas, é o desenvolvimento contínuo das fases anteriores, resultando eventualmente na formação de tecido ósseo mineralizado funcionalmente ativo em redor do implante. No entanto, as respostas adversas, como a inflamação patológica, a formação de cápsulas fibrosas e a falha do implante, também podem ocorrer durante esta fase (Suska *et al.*, 2008).

O desenvolvimento futuro dos biomateriais de implantes modernos tem, por conseguinte, como objetivo minimizar esses efeitos, bem como promover a rápida cicatrização de feridas e a integração implante-osso para o sucesso a longo prazo de um dispositivo implantado no corpo, o que depende significativamente da biocompatibilidade dos tecidos no local de implantação, bem como das propriedades físico-químicas do material. A biocompatibilidade de um dispositivo implantado ou de um biomaterial é determinada pela reação do hospedeiro (Nagisa *et al.*, 2009). Esta envolve inflamação aguda e crónica, bem como o desenvolvimento de tecido de granulação. O macrófago monócito é derivado das células estaminais do sangue e é fundamental nas reacções inflamatórias mediadas direta e indiretamente. Na elucidação do que faz com que um implante seja bem sucedido, devem ser definidas investigações em termos dos sinais biomoleculares que são transferidos entre muitos tipos de células e que, em última análise, dirigem o desenvolvimento de diferentes linhas celulares (Cochran *et al.*, 2013).

1.2.4 Mecanismos de formação de novo osso

Quer seja durante a consolidação de fracturas, a cicatrização peri-implantar ou a remodelação óssea funcional, parecem ser comuns, uma vez que requerem a migração ativa de uma população de células osteogénicas para o local de formação de nova matriz óssea, bem como uma proliferação controlada (Cochran e Jackson, 2011). Antes de estas células migratórias activas, "células osteogénicas em diferenciação", estudadas por Davies (2003), iniciarem a formação de matriz óssea, param de migrar, admite-se que a perturbação local da integridade óssea, bem como a inserção de implantes dentários, apresentam estímulos adequados para uma (1) proliferação bem coordenada, (2) migração e, finalmente, (3) diferenciação de células osteogénicas em osteoblastos maduros.

1.2.5 Controlo da interface osso-implante através da seleção e modificação de biomateriais

Os materiais biocompatíveis com módulos mais próximos dos do osso alveolar, como o titânio, foram introduzidos no campo da Implantologia em 1947. O pai da implantologia, o Professor P.I. Branemark, acreditava que o osso onde o acessório iria ser colocado deveria cicatrizar corretamente e ter densidade suficiente para aceitar o implante. Branemark propôs um protocolo de 2 fases para a substituição de dentes por implantes, no qual acreditava que, para que a osteointegração ocorresse, o acessório deveria ficar submerso durante um período de seis meses (Sudhir *et al.*, 2011).

As reacções subóptimas da interface osso-implante são a causa mais comum de fracasso do implante ou de complicações que resultam na remoção prematura do implante (Niehaus *et al.*, 2009). São utilizadas diferentes abordagens para obter os resultados desejados na interface osso-implante. Regra geral, um biomaterial de implante ideal deve apresentar uma superfície que não perturbe, e que possa mesmo melhorar, os processos gerais de cicatrização óssea, independentemente do local de implantação, da quantidade e da qualidade do osso (Goyal *et al.*, 2012).

O modo de osseointegração dos implantes é influenciado pelas caraterísticas do sistema de implantes. Os aspectos importantes de uma osseointegração rápida do implante incluem a necessidade de obter uma congruência primária entre o implante e o osso diretamente após a inserção, a necessidade de inserir o implante com o mínimo de trauma cirúrgico e a capacidade da superfície do implante de se fixar diretamente ao tecido ósseo adjacente (Cochran *et al.*, 2009). Em geral, pensa-se em implantologia que a osseointegração requer um período de cicatrização de, pelo menos, 3 meses na mandíbula e 5 a 6 meses na maxila (Jung *et al.*, 2008).

1.2.5.1 Integração dos biomateriais

A fim de melhorar a formação óssea, os implantes têm sido revestidos com biomoléculas específicas do osso (Bougas *et al.*, 2012). A melhoria da integração dos biomateriais no tecido ósseo é um dos desafios nos domínios dos biomateriais. Para conseguir a integração do tecido ósseo nas superfícies dos implantes, foram utilizadas várias técnicas para melhorar as respostas dos tecidos às superfícies dos implantes. Muitos estudos in vivo e in vitro compararam a eficiência de vários tratamentos de superfície na melhoria da integração do tecido ósseo dos implantes, os dados histológicos e bioquímicos destes estudos descrevem uma variedade de respostas celulares a várias condições da superfície do implante (Young *et al.*, 2009).

O revestimento da superfície e o tratamento químico destes metais são duas abordagens principais para melhorar a formação óssea à volta dos implantes dentários. Apesar dos muitos tipos de materiais bioactivos utilizados para revestir as superfícies dos implantes dentários (Geng-sheng *et al.*, 2009). Alguns materiais de revestimento de implantes promissores, como a hidroxiapatite, vidros bioactivos e agentes biologicamente activos, também têm sido utilizados como materiais de revestimento para melhorar a ancoragem do osso ao titânio (ligas), facilitando a sua osteoindução (Koutouzis *et al.*, 2011). A compreensão dos mecanismos pelos quais as células osteogénicas respondem a esses materiais é, por conseguinte, da maior importância para o desenvolvimento dos materiais mais eficazes para promover a osteointegração funcional (Atieh *et al.*, 2010).

Várias técnicas de tratamento de superfície têm sido estudadas e aplicadas para melhorar as propriedades biológicas da superfície, o que favorece o mecanismo de osseointegração. Esta estratégia tem como objetivo promover o mecanismo de osseointegração com uma formação óssea mais rápida e forte, para conferir uma melhor estabilidade durante o processo de cicatrização, permitindo assim uma carga mais rápida do implante (Belém *et al.*, 2010).

1.2.6 Engenharia de tecidos melhorada por genes para a regeneração de tecidos duros dentários

O objetivo da engenharia de tecidos com reforço genético é regenerar o tecido perdido através da administração local de células que foram geneticamente melhoradas para fornecer níveis fisiológicos de factores de crescimento específicos. A base desta abordagem reside na presença de uma população de células progenitoras que podem ser induzidas, sob a influência destes factores de crescimento, a diferenciar-se nas células específicas necessárias para a regeneração dos tecidos, com a orientação de sinais locais no ambiente da ferida (Stadlinger *et al.*, 2012).

Vários aspectos envolvidos na regeneração óssea têm sido estudados. Sabe-se que, apesar de sua notável capacidade de regeneração espontânea, a resposta do organismo não regenera o tecido em defeitos ósseos extensos, sendo, portanto, necessária a aplicação de uma técnica cirúrgica adequada ou de biomateriais (Schnabelrauch *et al.*, 2013).

1.2.6.1 Factores de crescimento

A superfície dos implantes pode ser revestida com agentes estimuladores da osteogénese, tais como factores de crescimento, de modo a acelerar a angiogénese e a formação óssea em torno dos implantes endósseos (Young *et al.*, 2009). Os membros da superfamília do fator de crescimento transformador (TGF) (em particular as proteínas morfogenéticas ósseas (BMPs) e o TGF-1), os factores de crescimento endotelial vascular (VEGFs), os factores de crescimento derivados das plaquetas (PDGFs) e os factores de crescimento semelhantes à insulina (IGFs) são alguns dos candidatos mais promissores para este fim. Por exemplo, a incorporação de péptidos BMP em implantes médicos tem sido amplamente utilizada para induzir e manter a osseointegração de implantes (Wolff *et al.*, 2012).

No entanto, o produto biologicamente ativo tem de ser libertado progressivamente, e não de uma só vez, para o microambiente peri-implantar. Outro método para obter a superfície incorporada de BMP é a utilização de um plasmídeo contendo o gene que codifica a BMP (Wilken *et al.*, 2013). Embora esta opção possa oferecer um melhor perfil de libertação sustentada da BMP, o resultado pode, no entanto, ser limitado devido à fraca eficácia da transfecção de plasmídeos nas células alvo e ao baixo nível de expressão/secreção da proteína pelas células alvo transfectadas (Huang *et al.*, 2005). A utilização de proteínas matriciais naturais que regulam o crescimento de cristais minerais é promissora como forma de regular biologicamente a formação óssea e, assim, criar tecidos ósseos nas superfícies dos implantes dentários. Potenciais factores de crescimento para estratégias de terapia genética concebidas para aumentar a formação óssea (Wolff *et al.,* 2013). Embora a maioria das abordagens experimentais se concentre na entrega de genes que promovem a expressão excessiva de factores de crescimento ósseo. Um fator de transcrição actua no núcleo de uma célula para promover a expressão de um gene específico ou de um grupo de genes (Wang e Avila, 2007).

Foi demonstrado que os factores de crescimento contribuem para os processos de desenvolvimento e regeneração óssea. Estas moléculas actuam através de mecanismos de sinalização autócrinos e parácrinos para induzir a migração, proliferação e diferenciação de células osteoprogenitoras e/ou a síntese de colagénio tipo I e a aposição de matriz por osteoblastos maduros (Tong *et al.*, 2011). Durante a formação óssea, IGF-I, IGF-II, TGF, aFGF, bFGF e BMPs são armazenados na matriz extracelular. Após a destruição da matriz, seja através de processos naturais de remodelação óssea ou de fratura óssea, estes factores são libertados para iniciar a cicatrização óssea e manter os processos cíclicos anabólicos e catabólicos que remodelam continuamente o osso (Takaguri *et al.*,2011).

O PDGF é o único fator aqui listado que não é produzido pelos osteoblastos, mas é libertado localmente num local ósseo por plaquetas, macrófagos, monócitos e células endoteliais (Starczynski *et al.*, 2012). Foi demonstrado que este fator aumenta a síntese de ADN e a proliferação celular. Também foi demonstrado que o PDGF estimula a produção de interleucina-6 (IL-6) pelos osteoblastos, o que aumenta o recrutamento de osteoclastos. Os IGF-I e -II desempenham um papel importante no desenvolvimento do esqueleto, promovendo a proliferação celular e a síntese de matriz pelos osteoblastos (Roussy *et al.*, 2007). O IGF-II é o fator de crescimento mais abundante armazenado na matriz óssea humana e a extensão total da contribuição dos IGFs para a remodelação óssea e a reparação óssea continua por esclarecer. Embora os IGFs induzam a proliferação celular, aumentem a síntese de colagénio tipo I e promovam a diferenciação dos precursores dos osteoblastos, os IGFs também estimulam a formação de osteoclastos, podendo assim aumentar a reabsorção óssea. Muitos estudos mostraram um efeito estimulante na formação óssea, enquanto outros estudos não mostraram tal resposta (Martinez-Zapata *et al.,* 2009).

Os factores de crescimento dos fibroblastos (FGFs) influenciam a atividade das células estaminais indiferenciadas e dos osteoblastos diferenciados. Induzem a migração, a proliferação e a diferenciação das células osteoprogenitoras. As células endoteliais respondem à estimulação dos FGF através da migração, proliferação e angiogénese. O fator é um mitogénio para fibroblastos, osteoblastos e condrócitos. No entanto, foi demonstrado que doses elevadas de FGFs diminuem os níveis de fosfatase alcalina, a formação de colagénio tipo I e a mineralização, inibindo assim a formação de cartilagem e osso (Makki *et al.*, 2012).

O fator de crescimento transformador (TGF) é inicialmente libertado num local de defeito ósseo pelas plaquetas que contribuem para a formação do hematoma e, posteriormente, pelos condrócitos e osteoblastos que contribuem para a formação de novo osso. Foi demonstrado que este fator aumenta a proliferação celular, a angiogénese, a produção de proteínas colagénicas e não colagénicas (Kaur e Dahiya, 2011). Estudos in vivo demonstraram o aumento da resistência biomecânica das fracturas saradas tratadas com

TGF em comparação com os controlos, que cicatrizaram sem aplicação de TGF exógeno. Actua como um morfogénio no local do defeito ósseo, induzindo a formação de osso endocondral (Kanczler *et al.*, 2010).

1.3 Amelogenina

1.3.1 Definição

As amelogeninas são o principal componente orgânico da matriz de esmalte dos dentes em desenvolvimento e desempenham um papel importante na biomineralização do esmalte (Basi *et al.*, 2011). As amelogeninas são proteínas hidrofóbicas do esmalte segregadas pelas células ectodérmicas - ameloblastos - durante a formação do esmalte e são o principal componente da matriz do esmalte em desenvolvimento. Foi demonstrado que a mistura complexa de amelogeninas é gerada tanto pela degradação das amelogeninas como também por splicing alternativo de RNA (Kalmar *et al.*, 2012). Os osteoblastos, os odontoblastos e as células estromais da medula óssea também expressam o gene da amelogenina, o que sugere que os osteoblastos e os odontoblastos entram em contacto com amelogenina de comprimento total e produtos de clivagem da amelogenina (Haze et al., 2007). A amelogenina é a proteína mais abundante no esmalte em desenvolvimento, representando mais de 90% da proteína total do esmalte, enquanto a ameloblastina e a enamelina representam cerca de 5% e 2% da proteína total, respetivamente, e factores de crescimento (Jin et al., 2009).

A amelogenina é uma proteína de adesão celular, um potencial regulador de genes associados ao cemento, tais como a sialoproteína óssea e o colagénio de tipo I, e os produtos de emenda do gene da amelogenina específicos podem ser moléculas de sinalização epitelial mesenquimal específicas do tecido (He *et al.*, 2010). As amelogeninas são as principais proteínas expressas pelos ameloblastos durante o desenvolvimento da coroa (esmalte e dentina). Estas proteínas matriciais orientam os hábitos cristalinos da fase mineral do esmalte em desenvolvimento e são possíveis reguladores de outros genes/proteínas durante o desenvolvimento e a maturação da coroa e da raiz (dentina e cemento) (Swansonet *al., 2006).*

O esmalte dentário em desenvolvimento é formado por minerais organizados numa matriz proteica especializada. Com o objetivo de analisar os padrões de mineralização do esmalte e a expressão das proteínas do esmalte em espécies representativas das principais linhagens de vertebrados existentes (Josephsen *et al.*, 2010). Em última análise, a maior parte da matriz proteica é completamente degradada por ação adicional de proteases, o que proporciona o espaço e as condições necessárias para o evento final de mineralização que caracteriza a eventual maturação do esmalte(Lyngstadaas *et al.*, 2009). A amelogenina interage com odontoblastos e fibroblastos através da ligação à proteína de membrana associada ao lisossoma-1 (LAMP-1), sugerindo um efeito direto da amelogenina nas membranas das células mesenquimais alvo (Zhang et al.,2010).

(2010) centrou-se na definição do efeito que um produto de clivagem proteolítica específico da amelogenina, o péptido de amelogenina rico em tirosina (TRAP), tem no comportamento dos cementoblastos. Os cementoblastos imortalizados (OCCM-30) foram expostos ao TRAP *in vitro*. As células tratadas com TRAP foram avaliadas quanto à proliferação celular, expressão de genes para osteocalcina (OC), osteopontina (OPN) e sialoproteína óssea (BSP). Os polipéptidos relacionados com a amelogenina de baixa massa molecular extraídos da dentina mineralizada têm a capacidade de afetar a via de diferenciação de fibroblastos musculares embrionários em cultura e levar à formação de implantes de matriz mineralizada in *vivo* (Foster *et al.*, 2013). O ARNm da amelogenina sofre um extenso splicing alternativo e, uma vez segregado, as amelogeninas nascentes são processadas por proteases para gerar um espetro de produtos de processamento da amelogenina (Kirkham et al., 2006).

As amelogeninas auto-montam-se para formar uma estrutura proteica não solúvel sob a forma de nanoesferas que se pensa desempenharem um papel central no controlo do crescimento dos cristais e da arquitetura dos tecidos durante a formação do esmalte (Le *et al.*, 2007). O principal constituinte da EMD é a amelogenina, um membro da família de proteínas hidrofóbicas derivadas de um único gene por splicing alternativo e processamento pós-secretor controlado (Lyngstadaas *et al.*, 2009). É especificamente detectada em ameloblastos, mas vários estudos também a detectaram em odontoblastos e pode induzir a diferenciação e maturação de odontoblastos (Lund *et al.*, 2011). A amelogenina também é conhecida por se auto-montar em agregados supramoleculares que formam uma matriz extracelular insolúvel. Com elevada afinidade para a hidroxiapatite e colagénios, muitos estudos recentes referem que a amelogenina interage diretamente com outros tipos de células para além dos cementoblastos (Yamano *et al.*, 2012), sugerindo que desempenha um papel mais direto no crescimento dos tecidos mesenquimatosos.

1.3.2 Funções da amelogenina

Pensa-se que a amelogenina forma um suporte para os cristalitos do esmalte e controla o seu crescimento, mas as suas funções exactas não são totalmente conhecidas (Kanno *et al.*, 2007). Jegat *et al.*,(2007) demonstram a bioatividade de dois produtos de emenda do gene da amelogenina, A+4 e A-4, um polipéptido de baixo peso molecular (6 - 10 kDa) isolado da matriz dentinária de incisivos de rato, que se verificou ter a capacidade de estimular fibroblastos musculares embrionários in vitro a expressar proteoglicanos sulfatados e colagénio de tipo II. Por esta razão, a molécula foi designada originalmente como Agente Indutor Condrogénico (CIA). Outra caraterística informativa das amelogeninas é a sua sequência de aminoácidos altamente conservada, que em humanos equivale a um produto de 175 aminoácidos e em ratos equivale a um produto de 180 aminoácidos (Pugach *et al.*, 2010). A conservação é particularmente óbvia entre os 50 resíduos amino-terminais e novamente nos 20 resíduos carboxil-terminais (Shimada *et al.*, 2009). A conservação da sequência de aminoácidos implica frequentemente uma relevância fisiológica importante. Assume-se que a montagem supramolecular da amelogenina em "nanoesferas" é fundamental para a função desta proteína estrutural durante a formação do esmalte (Sun *et al.*, 2010).

1.3.3 Estrutura da amelogenina

A amelogenina, o produto proteico dos genes AMELX Xp22.3- p22.1 e AMELY Yp11, é considerada fundamental para a espessura e estrutura normais do esmalte (Kanno *et al.*, 2007), e ambos os genes contêm sete exões. Nos homens, tanto as amelogeninas derivadas do cromossoma X como do Y são expressas, mas a proteína do cromossoma X predomina (Yuan *et al.*, 2009). Existem diferenças genómicas funcionalmente menores entre o AMELX e o AMELY ao nível do ARN mensageiro e ao nível da proteína, mas existe uma maior variação nas regiões intrónicas destes dois genes. Para estes estudos de investigação, a metodologia de escolha é a reação em cadeia da polimerase
(PCR) para distinguir entre AMELX e AMELY com base nas diferenças de tamanho entre regiões bem definidas do ADN genómico (Warotayanont *et al.*, 2008).

1.3.4 Amelogenina recombinante

Para compreender plenamente o papel das proteínas do esmalte como indutoras do desenvolvimento e regeneração periodontal e para estabelecer quais destas proteínas têm esta capacidade, é necessário dissecar cuidadosamente cada um dos componentes e utilizar proteínas do esmalte recombinantes e purificadas. Há vários anos, muitos laboratórios produziram uma amelogenina recombinante purificada de ratinho (Junsheng *et al.*, 2012).

A proteína amelogenina recombinante auto-monta-se através de motivos funcionais da estrutura primária da proteína, gerando agregados supramoleculares específicos que, segundo a nossa hipótese, funcionam para controlar a organização ultra-estrutural dos cristalitos do esmalte em desenvolvimento (Matsuzawa, 2009). A proteína amelogenina humana recombinante ($rHAM^{+}$) induziu a regeneração *in vivo* de todos os tecidos de suporte dos dentes após a criação de periodontite experimental num modelo de cão.

1.3.5 Emdogain (EMD)

O EMD é feito a partir de proteínas da matriz do esmalte (EMPs) extraídas do germe do dente permanente de suínos jovens e de alginato de propilenoglicol (PGA), uma matriz que contém principalmente amelogenina (Nel, 2010). O derivado da matriz de esmalte, o extrato ácido da matriz de esmalte semelhante ao queijo porcino, foi desenvolvido como um tratamento clínico para promover a regeneração periodontal (Hatakeyama, 2011). Experimentalmente, o EMD estimula as células do ligamento periodontal e aumenta a atividade da fosfatase alcalina, a proliferação celular, a secreção do fator de crescimento transformador 01 (TGF-01) e o fator de crescimento semelhante à insulina 1 (Palioto *etal.*, 2011).

Além disso, a EMD induz a adesão e a migração de fibroblastos, e acelera a sua atividade de fosfatase alcalina e a secreção de TGF-01, bem como a sua proliferação e produção de matriz (Ferro, 2011). Por outro lado, o EMD inibe a divisão e diferenciação das células epiteliais e provoca baixas respostas imunitárias por parte dos linfócitos periféricos humanos, especialmente os linfócitos T CD4

(Jackson e Slavin , 2012). Estudos *in vivo* mostraram que a EMD acelera a formação de cemento acelular, mas inibe a proliferação de células epiteliais.
Muitos estudos referiram que não havia qualquer diferença quando o tratamento periodontal era efectuado com ou sem EMD (Parashis *et al.*,2004).

Além disso, pouco se sabe sobre como a EMD afecta as células mesenquimatosas em regiões extra-ósseas, como o tecido muscular (Zhang , 2013). Os ingredientes biologicamente activos do EMD são ligandos, como a amelogenina, a ameloblastina, a enamelina e a tuftelina, que desempenham um papel crucial no desenvolvimento dos dentes e das estruturas de suporte. Foi demonstrado que a utilização de EMD em vários protocolos experimentais e clínicos afecta positivamente não só a formação de novo cemento, mas também a regeneração óssea. As interações entre os factores de crescimento e as células precursoras são factores-chave no processo de cicatrização e regeneração periodontal e a associação de factores de crescimento parece afetar sinergicamente o processo regenerativo (Palioto *et al.*, 2011).

1.3.6 Amelogenina e cicatrização óssea

A amelogenina é o principal componente do derivado da matriz do esmalte que é absorvido pelos osteoblastos através de cavidades revestidas por clatrina e pode ter um efeito positivo nos factores envolvidos na promoção da mineralização *in vitro*, estimulando a atividade da fosfatase alcalina (ALP) no meio, bem como aumentando a expressão de mRNAs da osteocalcina (OC) e do colagénio tipo 1 (Uskokovic *et al.*, 2011). Estudos recentes confirmam que as amelogeninas têm potencial para utilização nos domínios da endodontia, regeneração óssea, implantologia, traumatologia e tratamento de feridas (Lyngstadaas et al., 2009).

Para compreender melhor o processo de regeneração, a expressão da amelogenina foi detectada em células normais e em regeneração do osso alveolar (osteócitos, osteoblastos e osteoclastos), no ligamento periodontal, no cemento e nas células estromais da medula óssea. A expressão da amelogenina foi mais elevada em áreas de elevada renovação e atividade óssea (Haze *et al.*, 2009).

O TGF-^1 latente no meio condicionado foi aumentado pela rhAmelogenina e pela fração C. O aumento do TGF-^1 pode causar um efeito indireto na proliferação celular, na diferenciação ou na matriz extracelular e na produção de factores de crescimento (Du *etal.*, 2005).

A amelogenina funcionou como um fator de diferenciação-calcificação para as BMSC e não como um fator de crescimento. Foi relatado um efeito semelhante do revestimento de apatite/amelogenina em titânio sobre a atividade da ALPase em pré-osteoblastos fetais humanos, também a amelogenina, tem alguma atividade de "fator de crescimento" durante o desenvolvimento e regeneração do periodonto (Tanimoto *etal.*, 2012).

No entanto, estudos recentes demonstraram que a amelogenina recombinante, por si só, estimula a diferenciação osteogénica das células estaminais mesenquimais, bem como promove a regeneração dos tecidos ósseos e periodontais (Haze *etal.*, 2009) Apesar do papel significativo da amelogenina no processo de regeneração do periodonto induzido pela EMD (Wang *etal.*, 2007).

Efeitos in vitro da EMD nas células estromais da medula óssea (BMSC) e nos fibroblastos gengivais (GF) de ratos. A EMD aumentou a capacidade osteogénica da medula óssea (Tasl , 2013). Especificamente para as células osteogénicas, os EMD demonstraram apoiar a viabilidade e a proliferação celular de uma forma dependente da dose, bem como incentivar a fixação celular, a motilidade celular e a diferenciação celular (Reichert *etal.*,2009). aumentando o número de células em células menos maduras e aumentando a diferenciação em células mais maduras, incluindo o aumento da atividade da fosfatase alcalina, osteocalcina, sialoproteína óssea e formação de nódulos mineralizados. Vários estudos mostraram um aumento dos níveis de osteocalcina e da atividade da fosfatase alcalina após o tratamento com amelogenina humana recombinante em muitos tipos de células (Viswanathan *etal.*, 2008).

1.4 Própolis

1.4.1 Definição

A palavra Própolis é derivada do grego, pro-, para/ou em defesa & polis-, a cidade, ou seja: defesa da cidade (ou da colmeia) (Al-Nema, 2006). Sendo a arma química mais importante das abelhas contra os microrganismos patogénicos, tem sido utilizado como remédio pelos seres humanos desde a antiguidade. É uma substância pegajosa e resinosa recolhida pelas abelhas melíferas a partir da seiva, folhas e botões das plantas, e depois misturada com cera de abelha segregada (Hellner *et al.*, 2008). A própolis tem sido usada como medicina popular em muitos países desde os tempos antigos, especialmente no Brasil e no Oriente

Europa. Tem sido caracterizada como um agente anti-bacteriano, anti-viral, anti-inflamatório, anti-oxidante e anti-carcinogénico. Embora as abelhas utilizem a própolis para reforçar as paredes da colmeia e proteger as colmeias de infecções, os seres humanos utilizam estes produtos para reforçar o seu sistema imunitário (Sawicka *et al,* 2012)

A própolis é uma substância resinosa fortemente adesiva recolhida, transformada e utilizada pelas abelhas para selar buracos nos seus favos de mel, alisar as paredes internas e proteger a entrada contra intrusos (Daugsch *et al.,* 2008). Esta resina é mastigada, são-lhe adicionadas enzimas salivares e o material parcialmente digerido é misturado com cera de abelha e utilizado na colmeia. Se um rato ou um inseto grande invadir a colmeia, as abelhas podem matá-lo mas não podem removê-lo (Koya-Miyata *et al.*, 2009). As abelhas evitam que o cadáver se torne uma fonte de doenças na colmeia, cobrindo o corpo com própolis. Ao mumificar o rato ou o inseto desta forma, a fonte de infeção é isolada da colmeia. Anos mais tarde, o "corpo" mantém-se perfeitamente conservado. Assim, para além de preencher as fendas da colmeia, ajuda a proteger contra os predadores, a manter a temperatura e a promover condições de higiene (Izuta *et al.*, 2009).

Os egípcios utilizavam a própolis, o mel e outras resinas para mumificar os seus faraós, preservando-os, na medida do possível, para a vida futura (Sibel e Semiramis, 2005). A própolis tem sido utilizada pelo homem desde esses tempos, de uma forma ou de outra, para se manter bem e para tratar doenças. Sabe-se que a própolis apresenta várias propriedades farmacológicas, tais como propriedades antimicrobianas, anti-inflamatórias, cicatrizantes, anestésicas, citostáticas e cariostáticas (Nadia *et al,* 2009). Na China, o própolis foi autorizado como um novo medicamento material e incorporado na farmacopeia chinesa em 2005 (Zhu *et al.*, 2010).

Na Odontologia, a própolis tem sido utilizada para o tratamento de úlceras aftosas, candidíase, gengivite ulcerativa necrosante aguda (GANU), gengivite, periodontite e pulpite. Os estudos sobre as aplicações da própolis têm aumentado devido às suas propriedades terapêuticas e biológicas (Ali e Dahmoush, 2012). A investigação atual que envolve a própolis em medicina dentária abrange muitos campos e destaca as suas actividades antimicrobianas e anti-inflamatórias, particularmente em cariologia, cirurgia oral, patologia, periodontia, endodontia e pedodontia (Farooqui e Farooqui, 2010).

1.4.2 A composição química da própolis

Existem mais de 180 substâncias químicas diferentes na própolis, que variam consoante o tipo de abelhas que a recolhem, a zona climática, as árvores e plantas locais e até a hora do dia em que é recolhida. Com efeito, as abelhas selecionam e recolhem do ambiente local todos os produtos de que necessitam para se manterem bem. A composição química da própolis tem sido correlacionada com a diversidade de plantas em torno da colmeia (Cardile *et al.*, 2003 e Sforcin e Bankova , 2011). A composição média da própolis é apresentada na tabela seguinte.1.2 (Al-Nema, 2006).

Tabela 1.2: Composição da própolis (Al-Nema, 2006)

Composição	(%)	Compostos, caraterísticas e comentários
Resinas	45-55	Flavonóides, ácidos fenólicos e ésteres fenólicos do ácido cafeico
Ceras	7.55-35	Principalmente cera de abelha, mas também de origem vegetal

Óleos essenciais	5-10	Volátil
Ácidos gordos	5	Principalmente de cera e o resto dependendo da origem botânica
Pólen	5	Proteínas do pólen e aminoácidos livres. Predominam a arginina e a pralina
Outros compostos orgânicos e minerais	5	14 oligoelementos, dos quais o Fe e o Zn são os mais abundantes, outros: Au, Ag, Cs, Hg, K, Sb. Cetões, Lactonas, Quinonas, Esteróides Ácido benzoico e seus ésteres Vitaminas: B_1, B_2, B_3, B_6. Pequenas quantidades provenientes principalmente do pólen Açúcares.

Pontin *et al.*, 2008, relatou que os compostos da resina de própolis (própolis crua, não processada) são originários de três fontes: exsudatos de plantas coletados pelas abelhas, substâncias secretadas pelo metabolismo das abelhas e materiais que são introduzidos durante a elaboração da própolis. A resina é recolhida a partir de uma grande variedade de árvores e arbustos, e cada região e colónia parece ter as suas próprias fontes de resina preferidas, o que resulta numa grande variação de cor, odor e composição (Ozbilge *et al.*, 2010).

1.4.3 Caraterísticas físicas da própolis

A cor da própolis varia de amarelo a castanho escuro, dependendo da origem das resinas (Santos *et al.*, 2008). Mas, até mesmo a própolis transparente foi relatada por Krell, 1996. À temperatura de 25° C a 45° a própolis é uma substância macia, maleável e muito pegajosa. A menos de 15° C, e particularmente quando congelada ou quase congelada, torna-se dura e quebradiça. Após este tratamento, mantém-se quebradiça mesmo a temperaturas mais elevadas. Acima de 45° C, torna-se cada vez mais pegajosa e gomosa. Normalmente, a própolis torna-se líquida entre 60° C e 70° C, mas para algumas amostras o ponto de fusão pode atingir os 100° C (Arslan *et al.*, 2012). Os solventes mais comuns utilizados na extração comercial são o etanol (álcool etílico), o éter, o glicol e a água. Para a análise química, pode ser utilizada uma grande variedade de solventes para extrair as várias fracções (Petruska *et al.*, 2012).

1.4.4 Mecanismo de ação da própolis

A constituição mais importante da própolis são os flavonóides. Os estudos de Havsteen, 2002 e Cetin *et al*, 2010 dividiram os efeitos bioquímicos dos flavonóides em sistemas animais em quatro categorias: (1) afinidade de ligação a polímeros biológicos; (2) ligação de iões de metais pesados; (3) catálise do transporte de electrões; e (4) capacidade de eliminar radicais livres.

Os efeitos anti-inflamatórios observados com a própolis, por exemplo, a eficácia de quantidades muito pequenas de éster fenílico do ácido cafeico (CAPE) na melhoria da resposta inflamatória induzida por um promotor de tumores (12-0- tetrade canoylphorbol-13-acetate) (Galal *et al*, 2008). Os (CAPE) podem estar a atuar interferindo com a ativação oxidativa da célula em vez de serem antioxidantes, o que exigiria quantidades muito maiores para eliminar as espécies reactivas de oxigénio já produzidas (Chai *et al.*, 2005). O mecanismo de atividade é atribuído a um sinergismo entre os compostos fenólicos e outros compostos da resina (Seven *et al*, 2009).

1.4.5 Atividade biológica da própolis

É um agente anti-inflamatório, um imunoestimulante, um hepatoprotector, um carcinostático, tem propriedades antimicrobianas, antivirais, antifúngicas, antiprotozoárias, é um anestésico e um regenerador de tecidos (Sforcin *et al.*, 2005). Os flavonóides (quercitina, apigenina, galangina, etc.) e os ácidos fenólicos (cafeico, isoferúlico, cinâmico e benzoico), sendo tóxicos para as leveduras, inibem a atividade enzimática da hialuronidase (Talas *et al.*, 2009). Além disso, o ácido cafeico e a atividade da dihidrofolato redutase poderiam explicar a semelhança entre alguns dos seus efeitos e os de algumas propriedades anti-inflamatórias não esteróides (Koo *et al*., 2002). Em estudos sobre a atividade antibacteriana, antifúngica e antiviral da própolis de diferentes regiões geográficas, verificou-se que todas eram activas contra fungos e estirpes bacterianas e, adicionalmente, muitas eram activas contra o vírus da gripe (AL-Waili *et al.*, 2012). Nas amostras de zonas temperadas, esta atividade é atribuída ao seu conteúdo em ésteres e ácidos fenólicos, compostos que não são encontrados na própolis de zonas tropicais. No entanto, a própolis das zonas tropicais apresenta uma atividade semelhante, devido ao seu conteúdo em derivados prenilados de carbono do ácido p-cumárico (Sforcin *et al*., 2005). Os produtos apícolas como o mel, a própolis, a cera, o gel real e o pólen contêm uma concentração apreciável de flavonóides, especialmente a própolis que é uma fonte rica em flavonóides (Al-Nema, 2006).

Os flavonóides têm sido utilizados como esterilizantes, anestésicos locais e constituintes promotores da regeneração de pomadas e esfregaços, por exemplo, produzidos a partir de própolis ou mel, para cobrir, proteger e curar feridas abertas (Sawaya *et al*., 2004).

A reconstrução do tecido danificado requer a ação coordenada de um grande número de sistemas bioquímicos, cuja natureza depende da presença ou ausência de toxinas contaminantes na ferida. Os flavonóides podem matar ou pacificar muitas bactérias, vírus e outras toxinas (Santos *et al*., 2007).

Outro sistema auxiliar, que actua na ferida, é a coagulação sanguínea. No seu ramo venoso, a fibrinogénese não é significativamente afetada pelos flavonóides, embora os derivados cumarínicos estruturalmente relacionados sejam inibidores clássicos deste processo. O ramo arterial da trombogénese é, no entanto, influenciado pelos flavonóides, uma vez que depende de uma agregação irreversível das sombras dos trombócitos, que, por sua vez, causam vasoconstrição local, o que evita hemorragias excessivas. Os flavonóides também são conhecidos por reduzir a agregação plaquetária (Choudhari *et al,* 2012).

O éster fenetílico do ácido cafeico (CAPE), um dos principais componentes da própolis de abelha, estimula a proliferação de queratinócitos da epiderme de feridas (Shieh *et al*., 2005). A aplicação de extratos etanólicos de própolis a 5% na cavidade dentária de cães apresentou redução da reação inflamatória e desempenho positivo quanto à reorganização tecidual (Silva *et al*., 2004).

Trabalhos experimentais in vitro mostram que o extrato etanólico de própolis é capaz de prevenir a destruição da cartilagem, sendo o éster do ácido cafeico capaz de libertar glicosaminoglicanos (GAGs) para o meio de culturas de tecido cartilaginoso humano e ajudar na síntese de GAGs nos condrócitos. O mel, o veneno de abelha, o pólen e a própolis são utilizados para tratar a artrite e outras doenças inflamatórias, auto-imunes e degenerativas, como a esclerose múltipla (Markelov e Trushin, 2006).

As feridas em ratos diabéticos experimentais foram tratadas na altura da ferida com uma única aplicação tópica de própolis (20 ml) e a taxa de encerramento epitelial foi monitorizada aos 6 e 12 dias após a ferida. O atraso na cicatrização da ferida foi revertido pela própolis tópica (McLennan *et al*., 2007).

Sabir *et al*., 2005 e Al-Waili *et al.*, 2011, relataram que a própolis é capaz de estimular a produção de (TGF)-beta1, e a síntese de colagénio pelas células da polpa dentária e a formação de pontes dentinárias parciais foi detectada sob o material de cobertura da polpa constituído por flavonóides de própolis após 28 dias (Al-Nema, 2006). Orsi *et al.*, 2012, mostraram que a própolis melhorou a formação óssea quando implantada num defeito na mandíbula.

Recentemente, um produto natural, a própolis (penicilina russa), demonstrou possuir potentes propriedades antimicrobianas e anti-inflamatórias (Raghukumar *et al*., 2010). Como agente anti-inflamatório, o própolis demonstrou inibir a síntese de prostaglandinas. Também apoia o sistema imunitário, promovendo actividades fagocíticas, estimulando a imunidade celular e aumentando os efeitos curativos (Vera *et al.*, 2011). Além disso, contém elementos como o ferro e o zinco, que são importantes para a síntese do colagénio. Assim, um estudo clínico foi utilizado para avaliar a resposta histológica da polpa saudável ao extrato de favo de mel (Própolis) quando utilizado como agente de capeamento direto da polpa (Parolia *et al*., 2010)

1.4.6 A própolis e a cicatrização óssea

Elmal *et al.*, em 2005, relataram que o éster fenetílico do ácido cafeico (CAPE) é eficaz na osteoartrite, o grupo CAPE mostrou uma diminuição significativa da destruição da cartilagem e uma redução da perda de proteoglicanos da matriz. Estudo de Chai *etal.*, 2005, investigou que a atenuação da osteoclastogénese e a indução da apoptose dos osteoclastos através da inibição do fator nuclear-kB. Este fator é o regulador chave da diferenciação, ativação e ativação da sobrevivência dos osteoclastos pelo éster fenetílico do ácido cafeico da própolis, o que pode ser útil para o tratamento da osteólise associada a uma maior formação e ativação dos osteoclastos (Al-Waili *et al.*, 2012).

A ipriflavona (presente na própolis de abelha) estimula a secreção e a síntese de calcitonina a partir da tiroide, bem como a formação e a densidade óssea (Gencay *et al.*, 2008). Em mais de 60 estudos clínicos, este suplemento parece ser mais eficaz do que o medicamento prescrito calcitonina na diminuição das taxas de fratura, e isto inibe a inflamação que retira o cálcio dos ossos (Milot *et al.*, 2006).

Estudo realizado por Burcu *etal.*, 2013, o uso sistémico de própolis pode acelerar a formação de novo osso na sutura expandida em ratos. Num estudo recente, Guney *etal.*2011, investigou os efeitos da própolis no sistema antioxidante e na cicatrização de fracturas numa experiência. Os resultados revelaram que a densidade mineral óssea foi maior e que os escores de avaliação radiológica e histológica foram melhores nos ratos que receberam tratamento oral com própolis.

O stress oxidativo causado pela geração excessiva de espécies reactivas de oxigénio intracelular (ROS) pode exercer efeitos biológicos adversos no osso através da inibição da diferenciação das células ósseas na linha celular pré-osteoblástica e na medula da linha celular estromal. As ROS podem também promover diretamente a formação e a atividade dos osteoclastos (Bai *etal.*, 2004). Além disso, as ROS e o fator de necrose tumoral-a também suprimem a diferenciação osteoblástica (Lean *etal.*, 2003). A própolis e os seus constituintes têm sido amplamente investigados devido aos seus efeitos antioxidantes.

Guney *etal.*,2011, investigaram os efeitos da própolis no sistema oxidante-antioxidante e verificaram que os níveis plasmáticos de antioxidantes endógenos diminuíram em associação com a administração de própolis. Os autores explicaram que esta situação representa a redução da necessidade de antioxidantes endógenos devido ao efeito da própolis, um antioxidante exógeno. Aliyazicioglu *etal.*, 2005, avaliaram a influência da própolis etanólica exterada (EEP) na regeneração do tecido ósseo numa área defeituosa e observaram que a EEP acelerou a taxa de ossificação. Neste estudo, o efeito da própolis na formação óssea foi investigado histomorfologicamente.

O estudo de Guney *etal.*,2011, os resultados mostraram uma cicatrização de fratura significativamente melhor com o tratamento com própolis, e estes resultados foram confirmados pelos resultados do exame histopatológico.

1.5 Osteocalcina (OC)

A osteocalcina, a proteína contendo ácido y-carboxiglutâmico, que na maioria das espécies é a proteína não colagénica predominante do osso e da dentina, tem sido postulada como desempenhando um papel na formação e remodelação óssea (Pittas *et al.*, 2009). Recentemente, estudos genéticos demonstraram que a osteocalcina actua como um inibidor da função dos osteoblastos. Com base na coloração de von Kossa e na medição das taxas de aposição de minerais em ossos marcados com tetraciclina, foi relatado que os animais knockout para osteocalcina não apresentavam alterações detectáveis na mineralização óssea. Para testar a hipótese de que, para além de regular a atividade osteoblástica, a osteocalcina está envolvida na regulação das propriedades minerais, foi utilizado um ensaio de mineralização mais sensível (Nowak *et al.*, 2013).

Osteocalcina Principal proteína Gla óssea sem colagénio. Produzida pelos osteoblastos durante a formação óssea e ligada à hidroxiapatite. Influencia a mineralização osteoide, fornece feedback negativo durante o processo de remodelação e é uma molécula intacta instável (Brown *et al.*, 2013). Grande variação interlaboratorial libertada durante a formação e reabsorção, tem meia-vida curta de alguns minutos (Stokes *et al.*, 2011). Influenciado pelo estado da Vit K, pela função renal e pela variabilidade circadiana, o gene OC é regulado a nível transcricional por 1,25-OH2 Vit D Vit K é um cofator essencial para a carboxilação y do OC, o que resulta num aumento da afinidade para o Ca e a hidroxiapatite e é considerado como o marcador de utilidade clínica para as medições ósseas na osteoporose (Brown *et al.*, 2013).

A osteocalcina é segregada apenas pelos osteoblastos e pensa-se que desempenha um papel na regulação metabólica do corpo e é pró-osteoblástica, ou de construção óssea, por natureza. Está também implicada na mineralização óssea e na homeostase do ião cálcio (Lee *et al.*, 2007). Representa um índice útil de renovação óssea e é particularmente útil no acompanhamento de doentes com doença óssea tratada, pelo que a concentração de osteocalcina no soro reflecte a função osteoblástica e a renovação óssea (AL-Zubaydi *et al.*,2011). Representa uma das proteínas não colagénicas mais abundantes da matriz óssea, e acredita-se que a mineralização seja controlada em parte pela osteocalcina, sendo um indicador da formação óssea. Está também implicada na mineralização óssea e na homeostase do ião cálcio (Hou *et al.*,2009).A osteocalcina é uma proteína não colagénica específica do osso. A osteocalcina é sintetizada pelos osteoblastos durante a formação óssea e deposita-se principalmente na matriz extracelular (Caoa *et al.*, 2008). É considerada um marcador específico das células dos osteoblastos porque a osteocalcina está envolvida no processo de mineração de osteoide, sendo a proteína expressa principalmente durante a fase de formação óssea (Al-Hijazi *etal.*, 2012). Estudos em animais confirmaram a associação mútua entre os hidratos de carbono e o metabolismo ósseo, demonstrando a contribuição da osteocalcina não carboxilada (OC), libertada do osso, na estimulação da secreção de insulina e na regulação do metabolismo energético (Lee *et al.*, 2007). Tanto a insulina como o IGF-1 iniciam respostas celulares no osso ligando-se e activando os seus receptores endógenos de tirosina quinase. Foi sugerido que a sinalização da insulina nos osteoblastos aumenta a carboxilação de OC e tem impacto na homeostase da glucose, promovendo a capacidade dos osteoclastos para aumentar a reabsorção óssea (Clemens e Karsenty, 2011). O osso desempenha funções metabólicas através da osteocalcina (OC) quando esta é libertada na circulação sistémica na forma não carboxilada. Os novos papéis metabólicos identificados da OC incluem o aumento da secreção e da sensibilidade à insulina, o dispêndio de energia, a redução da massa gorda e a proliferação mitocondrial e a melhoria funcional. O início da puberdade pode ser influenciado por factores metabólicos (Motyl *etal.*, 2010 e Rhie *etal.*, 2013). A osteocalcina é uma proteína que facilita e promove a ligação da fase mineral do osso à fase orgânica (Bonewald, 2011). Clinicamente, o nível sérico de OC é utilizado como um marcador de formação óssea, porque a OC é sintetizada por osteoblastos (Mori *et al.*, 2012). Como a osteocalcina é produzida pelos osteoblastos, é frequentemente utilizada como marcador bioquímico, ou biomarcador, para o processo de formação óssea. Tem-se observado regularmente que níveis mais elevados de osteocalcina sérica estão relativamente bem correlacionados com aumentos da densidade mineral óssea (DMO) durante o tratamento com fármacos anabolizantes para a formação óssea para a osteoporose, como o Forteo (Ng, 2011). Em muitos estudos, a osteocalcina é utilizada como um biomarcador preliminar da eficácia de um determinado fármaco na formação óssea (Lee e Tung, 2011).

1.6 Colagénio tipo I

Os colagénios são as proteínas extracelulares mais abundantes no homem, tendo sido identificados 20 tipos diferentes de colagénios. Os colagénios são compostos por centenas de aminoácidos, e a glicina está localizada em cada sequência de aminoácidos tripletos Gly- X-Y repetidos (Wang *et al.*, 2012). Estes tripletos de aminoácidos formam uma única cadeia, que é a unidade estrutural mais pequena do colagénio. Três cadeias formam um monómero de colagénio triplamente helicoidal. Estes monómeros de colagénio alinham-se numa fibra de colagénio quase três quartos sobreposta, que é estabilizada através de ligações cruzadas intermoleculares. Estas fibras são depois organizadas em feixes e redes de colagénio nos tecidos (Gordon *et al.*, 2010). Alguns estudos relataram uma sequência específica de aminoácidos miméticos do colagénio que estimula a expressão específica de receptores de integrina alfa 2 e beta 1 nas membranas celulares dos osteoblastos para aumentar a atividade da fosfatase alcalina e a mineralização da matriz (Kumar *et al.*, 2011). Os propeptídeos carboxi e amino-terminais do colagénio tipo 1 têm várias vantagens funcionais e foram recomendados pelo Bone Marker Standards Working Group (Vasikaran *et al.*, 2011). Aproximadamente 90% do conteúdo orgânico do osso cortical é colagénio tipo I. As moléculas de colagénio (tropocolagénio), mineralizadas com cristais de hidroxiapatite, representam fibrilas de colagénio mineralizadas, que são as unidades estruturais básicas do osso. Estas fibrilas mineralizadas são agrupadas em fibras de diâmetros, aproximadamente 2-3 pm, para formar estruturas ósseas tecidas ou lamelares (Ambekar *et al.,* 2012). O colagénio, a proteína mais abundante no corpo, é um componente principal da matriz extracelular (ECM), formando redes únicas nos espaços intersticiais entre as células. A superfamília dos colagénios inclui atualmente mais de 20 tipos com, pelo menos, 38 cadeias polipeptídicas distintas, bem como mais de 15 adicionais. Estruturalmente, os colagénios são caracterizados por uma região helicoidal tripla que contém repetições Gly- x-y e interagem com três tipos de receptores: integrinas, discoidinas e glicoproteína VI (Dunsmore *et al.,* 2006). Especificamente, foi demonstrado que a família das integrinas das moléculas de adesão medeia as interações entre as células e os seus ligandos da MEC, como o colagénio, regulando, em última análise, a migração, a proliferação e a diferenciação celulares (Margadant *et al.,* 2011).

O colagénio tipo I (COL1) é o principal componente orgânico da matriz óssea mineralizada. A formação de osso por células osteoblásticas requer a deposição de uma matriz extracelular constituída por colagénio tipo I e uma variedade de proteínas não colagénicas, que subsequentemente se mineraliza pela formação de cristais de hidroxiapatite (Sun *et al.*, 2012).

As fibras de colagénio tipo I são o constituinte orgânico mais abundante e podem estar envolvidas no alinhamento dos cristais minerais (Ogata, 2008). O colagénio forma uma grande constituição nos componentes extracelulares dos tecidos de suporte do dente e do implante, como se mostra na tabela 1.3 (Jian *etal.*, 2004).

Tabela 1.3: Componentes extracelulares nos tecidos de suporte dos dentes e implantes (Jian *etal.*, 2004).

Colagénio	tipo I	tipo III	Outros componentes
Gengiva	80-85%	< 3%	Fibronectina, laminina, tenascina, 6% elastina
Ligamento periodontal	84%	15%	Colagénio V, VI, VII <1%, glicoproteínas Elastina
Tecido de interface	encontrado	encontrado	Fibronectina, laminina, tenascina-X, tenascina-c
Cemento da raiz	90%	< 5%	Proteína óssea , osteocalcina, osteopontina
Osso alveolar	95%	muito pouco	5% de proteínas não colagénicas (osteocalcina; osteonectina)

Capítulo 2

Materiais e métodos

2.1 . extração de própolis:

2.1.1 Materiais e equipamentos utilizados na extração de própolis

- Própolis em bruto
- 96% de etanol (Wadi Al-Rafidain, Iraque)
- Contentor de cem mililitros
- Agitador magnético, IKA-COMBIMAG RCH.
- Papel de filtro (Whatmann n.º 1)
- Evaporador rotativo, Heidolph KARL KOLB, Alemanha.

2.1.2 Recolha de própolis iraquiana

As amostras de própolis foram originalmente recolhidas à mão em colmeias localizadas em diferentes regiões do norte do Iraque; a recolha foi feita em junho, julho e agosto de 2012. As amostras foram armazenadas a -20° C, no escuro.

2.1.3 Extração etanólica de própolis (EEP)

As amostras de própolis em bruto foram primeiro cortadas em pequenos pedaços e moídas. Em seguida, foi utilizado um recipiente de cem mililitros. Trinta gramas da própolis moída foram adicionadas ao recipiente e, em seguida, 96% de etanol foi derramado até que os cem mililitros estivessem completos.

A solução foi macerada à temperatura ambiente durante três dias e agitada continuamente por um agitador magnético à temperatura ambiente. O recipiente foi hermeticamente fechado e embrulhado com um pano para impedir a entrada de luz (Lu *et al.*, 2005). Ao fim de três dias, o líquido foi filtrado com um papel de filtro Whatmann n.º 1, tendo a filtração sido repetida até se observar um líquido límpido e isento de partículas.

O líquido era de cor castanho-escura a ligeiramente avermelhada. Foi conservado num frasco limpo, escuro e hermético. Após filtração, o solvente (etanol) foi totalmente evaporado num evaporador rotativo sob pressão reduzida, tendo em conta que a temperatura não excedeu os 40° C. A concentração de extração do extrato não excedeu 30% (p/v), devido à sua menor eficiência a concentrações mais elevadas (Krell, 1996).

2.2 Preparação do implante:

2.2.1 Materiais:

1. Titânio comercialmente puro (CPTi).
2. Torno mecânico.
3. Equipamento de plástico (sub tux de fabrico suíço).
4. Banho de ultra-sons.
5. 28% de ácido nítrico de laboratório.
6. Água destilada.
7. Tricloroetileno.
8. Recipientes de vidro estanques ao ar.
9. Célula gama 220 (AECL, 1984 NO, GS-346, produto comercial de controlo de qualidade, Ottawa, Canadá).

2.2.2 Método:

2.2.2.1. Maquinação de barras de titânio:

Cento e sessenta implantes em forma de parafuso, com 3,5 mm de diâmetro e um comprimento total de 8 mm (a parte roscada é de 5 mm e a parte lisa é de 3 mm) e altura de passo, foram fabricados por torneamento numa máquina de torno a partir da haste de titânio comercialmente puro. A parte inferior do implante era plana. A cabeça do implante tinha uma fenda (1,5 mm de profundidade) para encaixar uma chave de parafusos durante a inserção.

Os implantes foram limpos num banho de ultra-sons com tricloroetileno durante 10 minutos e enxaguados duas vezes em etanol absoluto, para remover os resíduos da máquina.

2.2.2.2. Passivação de implantes

Para remover os resíduos da máquina, todos os implantes foram passivados durante uma hora em ácido nítrico a 28% e depois enxaguados durante cinco minutos em cada uma das cinco lavagens separadas com água destilada (Al-Ghaban, 2008).

Cada quatro implantes foram colocados, após secagem ao ar, num recipiente hermético limpo para serem esterilizados com irradiação gama.

2.2.2.3. Esterilização de implantes:

Os implantes foram esterilizados com uma dose de radiação de 2,5-3,0 mega rad utilizando células gama 220 com fonte de CO^{60} . A dose de irradiação é a dose habitual recomendada para a esterilização de materiais médicos e cirúrgicos. Foi selecionada de acordo com (AECL, 1984)[*1] . A energia da radiação utilizada foi de 1,25 MEV (Milhões de Electrões-Volts) com uma taxa de dose de 90,4 rad/min e uma distância de 80 cm entre a fonte e a pele.[1]

2.3 Descrição do animal experimental:

Foram utilizados neste estudo 40 coelhos adultos, machos, brancos e saudáveis da Nova Zelândia, com idades compreendidas entre os 10 e os 12 meses, assegurando assim o fecho completo da epífise proximal da tíbia, com um peso que variava entre 2 e 2,5 quilogramas. Os coelhos foram mantidos em gaiolas separadas padronizadas e foram alimentados com ração padrão e berseem, e tiveram livre acesso à água da torneira. Antes dos procedimentos cirúrgicos, todos os animais foram autorizados a aclimatar-se ao novo ambiente por um período de 7 dias. Os animais foram mantidos sob cuidados e supervisão do pessoal do biotério. O Newcidol (agente antiparasitário) foi utilizado para imergir e remover qualquer infeção superfacial.

2.3.1 Agrupamento de amostras:

Os animais foram divididos em quatro grupos, de acordo com o tempo de escarificação, da seguinte forma: 1, 2, 4 e 6 semanas após a implantação (10 coelhos foram escarificados em cada intervalo). Foram colocados quatro implantes de titânio comercialmente puro (cpTi) nas tíbias de cada coelho (dois implantes em cada tíbia).

Os implantes foram classificados da seguinte forma:

1. Grupo de controlo (40 implantes não revestidos): este grupo inclui 10 implantes para cada intervalo de cicatrização (1, 2, 4 e 6 semanas).
2. Grupo experimental (120 implantes revestidos): foram divididos de acordo com o material de revestimento utilizado em:
   a. Implantes revestidos com (0,05 ml) de proteína amelogenina (10 implantes para cada intervalo de cicatrização).
   b. Implantes revestidos com (0,05 ml) amelogenina e (0,1 ml) própolis (10 implantes para cada intervalo de cicatrização).

Foram realizados testes histológicos e imuno-histoquímicos em todos os blocos osso-implante, tanto no grupo de controlo como no grupo experimental.

2.3.2 Procedimento de implantação cirúrgica

2.3.2.1 Materiais e instrumentos.

1. Proteína Amelx (amelogenina) (His tag) (ab139212) Abcam UK. (Figura 2-1)
2. Extração etanólica de própolis.
3. Solução anestésica *(*cetamina HCL, 50 mg/ml,) 1ml/kg de peso corporal, Inglaterra*)* e xilazina 2% (0,2 ml/kg de peso corporal, Inglaterra).
4. Implantes revestidos com (0,1 ml) de própolis (10 implantes para cada intervalo de cicatrização).

[1*1] AECL:Atomic Energy of Canada Limited, Commercial Products, Ottawa, Canadá

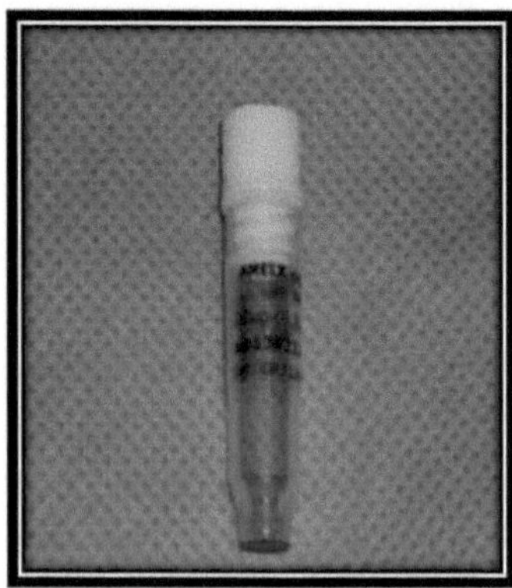

Figura 2.1: Amelx (proteína amelogenina)

5. Antibiótico :

a- Oxitetraciclina, 20% (0,7 ml/kg)(Egípcio)

b-Oxitetraciclina em aerossol tópico (spray), (egípcio).

6. Álcool 99,8% (Kimadia/Iraque).
7. Iodo (egípcio).
8. Água destilada.
9. Algodão e guaze (Kimadia/ Iraque).
10. Seringa de plástico descartável 5ml. Pharma Plan International Gmbh, Alemanha.
11. Toalhetes cirúrgicos.
12. Luvas descartáveis. Semperit Gmbh, Áustria
13. Máscara descartável. Mehco Pharmaceuticals, China.
14. Etanol a 70% (Wadi Al-Rafidain, Iraque)
15. Lâmina de bisturi n.º. 15. W. R. Swannand Co LTD, Inglaterra.
16. Sutura de seda preta 3.0. Aesculap, Inglaterra.
17. Suturas de categute (3/0 CHROMIC-China
18. Película periapical. AGFA DENTUS M2, Alemanha
19. Spray de barbear (Síria).
20. Tesoura (GC, americana).
21. Pinça para tecidos (GC, americana).
22. Refletor de lamelas (GC, americano).
23. Brocas (broca redonda cirúrgica, 1,8 mm, 2,5 mm e 3 mm) (GC, americana).
24. Porta-agulhas (GC, americano).
25. Prato de rim. Inglaterra.
26. Pinças. Inglaterra.

2.3.2.2 Equipamento

-Equipamento cirúrgico:

- Autoclave (Memmert, Alemanha).
- Micro motor com peça de mão (marathon-Coreia do Sul).
- Máquina de raios X Troféu 94 Vincennes, França. N.º 90608.
- Escavadora de colher em aço inoxidável (GC, americana).

2.3.2.3 Método de implantação cirúrgica

Foram utilizados neste estudo 40 coelhos adultos, machos, brancos e saudáveis da Nova Zelândia. Cada animal foi pesado para determinar a dose necessária de anestesia e antibiótico. Todos os instrumentos e toalhas foram autoclavados a 120C e 15 bar/cm^2 durante 30 minutos. A anestesia geral foi induzida por injeção intramuscular de cloridrato de cetamina 50mg (1ml /kg de peso corporal) mais xilazina 2% (0,2 ml /kg de peso corporal).

Os implantes não revestidos e revestidos com amelogenina foram implantados na tíbia esquerda, enquanto os implantes revestidos com amelogenina e própolis e os implantes revestidos com própolis foram implantados na tíbia direita.

Ambas as tíbias foram raspadas com um spray de barbear a partir do lado interior e a pele foi limpa com uma mistura de etanol e iodo, seguida de um pedaço de algodão humedecido com álcool e deixado a cobrir a pele raspada durante 10 minutos. A cirurgia foi efectuada em condições estéreis e com uma técnica cirúrgica suave. O algodão foi retirado e as toalhas cirúrgicas foram colocadas à volta do local da operação. A metáfase da tíbia proximal foi exposta após incisão da pele e reflexão da fáscia e do retalho periosteal.

Através de perfuração intermitente e arrefecimento contínuo com solução salina normal irrigada, a preparação do osso foi efectuada com um micro motor que foi regulado para uma velocidade de rotação de 2500 rpm e uma relação de redução de 20/1, a abertura foi feita com uma broca redonda, depois foram feitos 2 orifícios (1,8 mm de diâmetro) com uma distância de 20 mm entre eles, o alargamento dos orifícios foi feito gradualmente com brocas em espiral de 2-2,5 mm até à dimensão final de 3,0 mm, depois os locais de operação foram lavados com solução salina normal para remover os resíduos dos locais de perfuração.

Os implantes esterilizados foram colocados nas camas, a inserção do implante não revestido foi feita diretamente, enquanto a inserção dos implantes revestidos foi realizada após a aplicação dos materiais (proteína amelogenina ou própolis ou ambos) no interior da parte roscada dos implantes, utilizando uma escavadora de aço inoxidável. Posteriormente, os implantes foram colocados nos orifícios utilizando uma chave de parafusos concebida especialmente para encaixar a fenda dos parafusos e, em seguida, rosqueados até que a rosca do parafuso fosse completamente introduzida no tecido ósseo.

Depois disso, a área foi lavada com soro fisiológico e o músculo suturado com fio de sutura absorvível, seguido de sutura da pele com fio de seda preto, tendo o local da operação sido pulverizado com antibiótico local (spray de oxitetraciclina). Cuidados pós-operatórios: após a cirurgia, foi administrado aos animais um antibiótico sistémico de ação prolongada, Oxytetracyclin 20% (0,7 ml/kg). Os cuidados pós-operatórios foram efectuados através da administração de um antibiótico (local e sistémico) uma vez por dia durante 5 dias após a cirurgia.

2.4 Avaliação radiográfica

Cada local de cirurgia de implantação (tíbia) foi avaliado por radiografias três vezes, uma antes da cirurgia para avaliar a quantidade de osso suficiente para os parafusos, e a segunda radiografia foi tirada imediatamente após a cirurgia para investigar a posição dos implantes no osso. A terceira radiografia foi efectuada antes do sacrifício do animal para estudar radiograficamente o efeito dos materiais revestidos no osso que circunda o implante.

2.5 Preparação histológica:

-Equipamentos e materiais:

a. Facas descartáveis (Sigma/Alemanha).
b. Micrótomo (Leittz/Alemanha).
c. Lâminas de vidro comuns (marca Sail/China).
d. Banho-maria (Memmert/Alemanha).

Após a escarificação dos animais, a tíbia foi dissecada, o local da operação foi exposto e os tecidos moles foram removidos. Os dois implantes foram identificados e separados um do outro através de cortes efectuados por um disco de carboneto ligado à peça de mão direita. Foi utilizada uma fresa de disco com uma velocidade de rotação baixa e um arrefecimento vigoroso para cortar o osso à volta dos implantes. O corte foi efectuado a 5 mm de distância da cabeça do implante para preparar o bloco osso-implante para estudo histológico. As amostras de osso-implante foram imediatamente armazenadas em formalina a 10% preparada de fresco e deixadas durante 3 dias para fixação. Em seguida, as amostras foram deixadas em solução de ácido fórmico-citrato de sódio, que foi preparada de fresco a partir de 2 soluções (Al-Ghaban, 2008):

Solução A: 125 cc de ácido fórmico a 90%.
125 cc de água destilada.

Solução B: 50 mg de citrato de sódio.

250 cc de água destilada

Depois disso, as duas soluções foram misturadas e os espécimes foram colocados nelas. As amostras foram verificadas periodicamente através da utilização de uma agulha fina, mudando a solução a cada 3-4 dias. A descalcificação foi alcançada quando a agulha conseguiu penetrar profundamente na amostra sem resistir. Após a descalcificação completa, o bloco osso-implante foi dividido em duas partes utilizando um bisturi afiado ao longo de todo o comprimento do implante no interior do osso e em profundidade até o osso ficar dividido em quase duas metades, uma das quais contendo o implante. De seguida, os espécimes foram colocados em água corrente durante meia hora para remover o ácido remanescente (Linder, 1985).

Em seguida, o tecido ósseo foi submetido a uma desidratação gradual, passando por uma série de percentagens crescentes de álcool (60%, 80%, 90% e álcool absoluto) que permaneceram em cada placa durante 2 horas. O prato foi colocado numa estufa de temperatura constante regulada para cerca de 53-60°C. No decurso de 1-2 horas, as amostras foram mudadas para 2 ou 3 pratos sucessivos de parafina para remover o xileno do tecido e substituídas por parafina.

Finalmente, os espécimes foram moldados no centro do bloco de parafina e ajustados a um micrótomo, onde foram efectuados cortes em série de 5 ^m de espessura para cada parte do osso e montados em lâminas de vidro limpas para coloração com Hematoxilina e Eosina (H e E), como se segue:

1. Desparafinar a secção em xilol, hidratar através de álcool graduado em água.
2. Coloração com hematoxilina de alúmen durante 5 minutos
3. Lavar bem em água corrente da torneira durante 5 minutos.
4. Diferenciar em álcool ácido a 1% (HCL a 1% em álcool a 70%) durante 5 minutos.
5. Lavar bem em água corrente da torneira durante 5 minutos
6. Corar em eosina Y a 1% durante 5 minutos.
7. Lavar bem em água corrente da torneira durante 1-2 minutos.
8. Desidratar através de álcoois, limpar em xilol e depois montar.

2.6 Imunohistoquímica

Este estudo foi realizado em todos os blocos fixados em formalina e incluídos em parafina, tanto para o grupo de controlo como para o grupo experimental.

2.6.1 Princípios do teste imunohistoquímico:

Este sistema de deteção detecta um anticorpo específico ligado a um antigénio em secções de tecido. O anticorpo específico é localizado por um anticorpo secundário polimerizado a uma enzima. O complexo anticorpo específico, anticorpo secundário - enzima é então visualizado com um substrato/cromogénio adequado. A vantagem oferecida por um sistema de deteção de micropolímeros em relação a um sistema de deteção baseado num complexo avidina-biotina é o facto de não conter biotina e, embora estes sistemas de deteção continuem a ser amplamente utilizados, existem várias limitações associadas à utilização destes métodos. O principal desafio destes métodos é o facto de a presença de biotina endógena poder levar a uma coloração de fundo significativa.

As principais vantagens oferecidas pelo complexo de deteção mais pequeno são uma maior sensibilidade através de uma melhor penetração nos tecidos e uma melhor relação sinal/ruído, uma vez que não é corada biotina endógena.

2.6.2 Preparação e coloração de tecidos

- Amostras: todas as amostras de tecido, experimentais e de controlo, foram fixadas em formalina a 10% e processadas em blocos de parafina de rotina.

-Seccionamento: foram preparadas secções em série de 5 secções de 4 ^m de espessura em cada um dos tecidos fixados em formalina e embebidos em parafina, que foram montadas em lâminas microscópicas carregadas positivamente (ESCO, super frost plus/USA) para obter uma maior aderência dos tecidos para a imuno-histoquímica.

Outros equipamentos e materiais utilizados nesta categoria foram:

- Facas descartáveis (Sigma /Alemanha)
- Micrótomo (Leittz / Alemanha)
- Lâminas de vidro comuns (marca Sail /China)
- Lâminas preparadas para microscópio carregadas positivamente (ESCO, super frost plus/USA)
- Banho-maria (Memmert/Alemanha).

2.6.3 Materiais e equipamentos

2.6.3.1 Anticorpos monoclonais (figura 2-2)

Foram utilizados dois tipos de anticorpos monoclonais no presente estudo: osteocalcina e colagénio I da Abcam UK, sendo as informações e especificações de cada anticorpo obtidas a partir das folhas de dados. Os seguintes anticorpos foram incluídos no presente estudo:

A-Mouse monoclonal [OC4-30]

- Nome do produto: O anticorpo anti-Osteocalcina (ab13418) foi utilizado a partir de (Abcam company, UK), fornecido como uma proteína, líquido purificado em 10Mm PBS, PH 7.4,1%BSA, 0.1% azida de sódio.
- Imunogénio: Proteína de comprimento total (vaca).
- Reage com: Rato, Ovelha, Coelho, Cabra, Vaca, Cão, Humano, Porco. Não reage com o Rato
- Localização celular: secretada
- Isótipo: IgG2a
- Tipo de cadeia leve: Kappa
- Clonalidade: Monoclonal
- Pureza: líquido purificado de proteína A
- Forma: líquida
- Concentração: 2,00mg/ml
- Número do clone: OC4-30

B-Mouse monoclonal[COL-1]

- Nome do produto: O anticorpo anti-colagénio-I (ab90395) foi utilizado a partir de (Abcam company, UK), fornecido como Asciteswith no conservative, Constituents: Ascite, PBS.
- Imunogénio: Proteína nativa de comprimento total purificada de vaca
- Reatividade de espécies: Reage com Rato, Coelho, Vaca, Humano, Porco, Veado
- Localização celular: Secretado > espaço extracelular > matriz extracelular.
- Isótipo: IgG1
- Concentração: não determinada
- Clonalidade: Monoclonal
- Pureza: Ascite
- Forma: líquida
- Número do clone: COL-1
- Especificidade: O ab90395 não apresenta reação cruzada com colagénio 2-11 ou colagénio termicamente desnaturado.

2.6.3.2 Sistema de kits de deteção (figura 2-3)

A informação e o protocolo de coloração do presente kit de deteção foram obtidos a partir da folha de dados da empresa abcam (ab 94740), tendo sido utilizado para a deteção de (osteocalcina) e (colagénio I). O Ab94740 oferece uma alternativa vermelha ao castanho do produto DAB para a deteção de antigénios. Esta técnica envolve a incubação sequencial da amostra com um anticorpo primário de ratinho não conjugado específico para o antigénio alvo, um conjugado anticorpo secundário - AP que reage com o anticorpo primário e um cromogénio compatível com AP (Fast Red), de modo a que seja gerado um sinal detetável a partir da conversão do substrato de Fosfato de Naftol num produto de cor vermelha no local onde a porção de anticorpo do conjugado está ligada ao seu alvo.

-Os reagentes do kit incluem:

- Bloco de proteínas 15 ml
- 15mL Fosfato de naftol
- 15mL de cromogénio vermelho rápido
- 15mL de conjugado AP
- 15mL Intensificador de Co-fator
- Materiais e reagentes utilizados mas não fornecidos com o kit:
- Xelene (Reino Unido)
- Absolute ethanol Scharlan (União Europeia).
- Tampão fosfato pH .7 (Sigma-Aldrich/Alemanha).
- Água destilada
- Suporte de montagem DPX (Qualikems)
- Hemotoxilina de Mayer (syrbio)

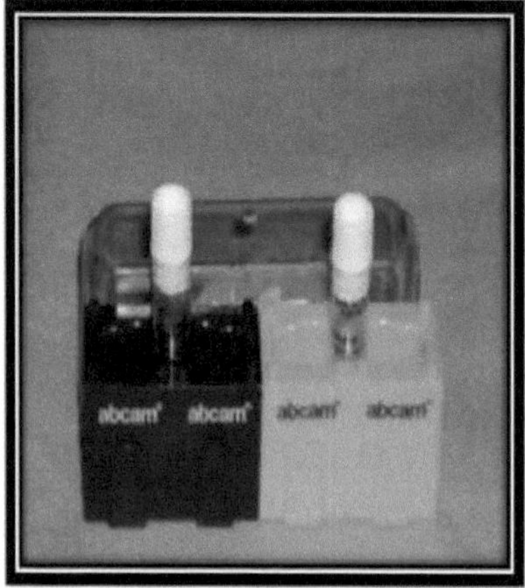

Figura 2.2: Anticorpos OC e COLL1

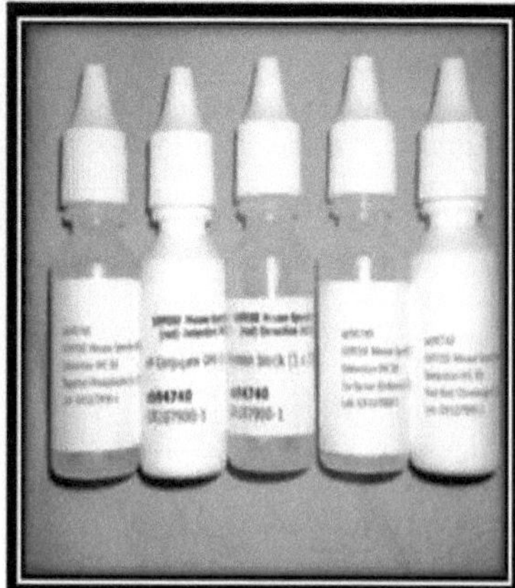

Figura 2.3: Kit de deteção

2.6.4 Amostras de tecido de controlo

2.6.4.1 Controlo positivo do tecido:

Um controlo de tecido positivo é determinado de acordo com as fichas de dados de fabrico para corar especificamente o antigénio alvo após exposição ao anticorpo primário.

Os tecidos de controlo positivos são:

1. Fibra de tecido conjuntivo utilizada como controlo positivo para o colagénio I (figura 2.4).
2. Tecido ósseo normal de bovino utilizado como controlo positivo para a osteocalcina (figura 2.5).

2.6.4.2 Controlo negativo do tecido:

O tecido normal da amostra de controlo foi corado imunologicamente, omitindo o anticorpo primário (figura 2-6).

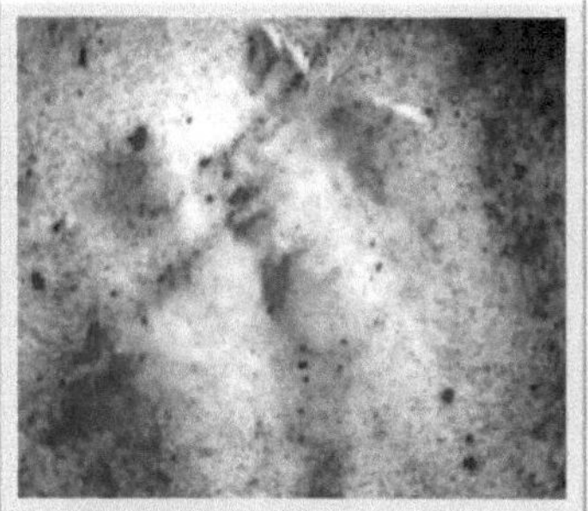

Figura 2.4: Controlo positivo para COLL1 em fibras de tecido conjuntivo X20

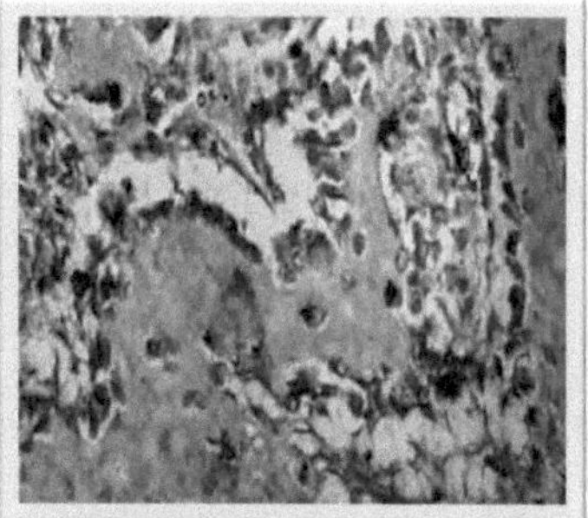

Figura 2.5: Controlo positivo para a osteocalcina em osso bovino X20

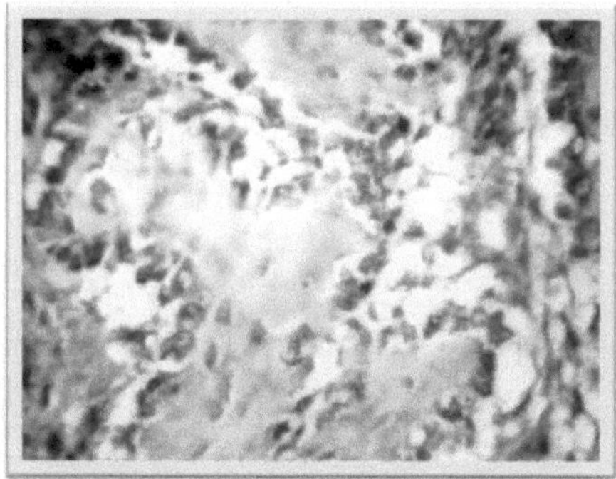

Figura 2. 6: Controlo negativo em tecido ósseo normal X20

2.6.5 Instrumentos e equipamentos:

1. Lâminas microscópicas carregadas positivamente (ESCO, superFrost plus/USA)
2. Micropipeta 2/20 pl e pontas (Gilson/ França).
3. Micropipeta 20/200 pl e pontas (Salmed/Alemanha).
4. Tubos Eppendrof (100-500 pl).
5. Folhas de rosto (Marienfeld/Alemanha).
6. Termómetro e temporizador.
7. Lavagem de garrafas.
8. Cilindros graduados.
9. Frascos de vidro para colorir.
10. Suportes de diapositivos.
11. Luvas.
12. Incubadora (Memmert/Alemanha)
13. Papel de filtro.
14. Centrifugadora (Heidolph/Alemanha).
15. Microscópio de luz (KRUS/ALEMANHA)

2.6.6 Preparação de reagentes

-Diluição de anticorpos primários

A diluição dos anticorpos primários foi efectuada utilizando uma solução tampão fosfato (PBS) estéril numa concentração de acordo com cada folha de dados dos anticorpos monoclonais. Cada anticorpo foi testado em várias séries como coloração de controlo técnico, de modo a obter a série positiva ideal. Os anticorpos contra a osteocalcina e o colagénio I foram diluídos numa concentração de 1/100.

2.6.7 Procedimento de coloração imunohistoquímica para deteção de osteocalcina e colagénio I

-Orientações *gerais*:

Todas as incubações devem ser efectuadas numa câmara humidificada para evitar a secagem do tecido. A secagem em qualquer fase conduzirá a uma ligação não específica e, em última análise, a uma coloração de fundo elevada. Uma caixa de plástico pouco profunda, com uma tampa selada e papel de seda húmido no fundo, é uma câmara adequada, desde que as lâminas sejam mantidas fora do papel e possam ser colocadas na horizontal para que os reagentes não escorram.

-Método de coloração IHC:

O procedimento do ensaio IHC adaptado por este estudo foi efectuado de acordo com as instruções do fabricante (Abcam UK).

1. Cozedura das lâminas: as lâminas foram colocadas numa posição inclinada a 45° numa estufa de ar quente a 60°C durante a noite.
2. Desparafinização: as lâminas foram imersas em xileno durante 15 minutos, duas vezes à temperatura ambiente.
3. Re-hidratação: as lâminas foram imersas sequencialmente nas seguintes soluções à temperatura ambiente, começando por:
   - Duas vezes em etanol absoluto durante 5 minutos.
   - Etanol a 95% durante 5 minutos.
   - Etanol a 90% durante 5 minutos.
   - Etanol a 80% durante 5 minutos.
   - Etanol a 70% durante 5 minutos.
   - Água destilada durante 5 minutos.
4. Imergir as lâminas em tampão citrato ph 7 a 90 °C durante 5 minutos Lavar 3 vezes em tampão.
5. Foram adicionadas gotas suficientes de bloco de proteínas às lâminas e incubadas a 37°C durante 10 minutos. Em seguida, foram lavadas 2 vezes em tampão (5 minutos para cada), finalmente escorridas e secas suavemente.
6. Aplicou-se o anticorpo primário diluído em cada lâmina, incubou-se em câmara húmida a 37°C durante a noite e, no dia seguinte, as lâminas foram lavadas em tampão 4 vezes (5 minutos para cada), finalmente drenadas e colocadas suavemente no blot como anteriormente.
7. Aplicar o conjugado AP e incubar durante 15-30 minutos. Lavar 4 vezes em tampão a 37°C. Em seguida, as lâminas foram lavadas 4 vezes em tampão (5 minutos para cada), finalmente escorridas e secas suavemente
8. Aplicar 200 pL de Enhancer e incubar durante 4 minutos a 37°C. NÃO ENXAGUAR.
9. Misturar volumes iguais de Posfato de Naftol e Fast Red imediatamente antes da utilização, aplicar 200 p.L nas lâminas com Enhancer. O tempo de incubação recomendado é de 8 minutos à temperatura ambiente, mas a incubação pode ser interrompida mais cedo lavando a lâmina com tampão.
10. Opcional: Se não se desenvolver uma quantidade suficiente de cor vermelha, adicionar mais 100 pL do cromogénio Fast Red e incubar durante mais 4 minutos.
11. As lâminas foram colocadas numa solução de hematoxilina durante 1-2 minutos e depois lavadas com água da torneira durante 10 minutos.
12. Desidratação: as lâminas foram desidratadas por imersão em frascos contendo etanol e xileno, da seguinte forma:
    - Etanol a 70% durante 1 minuto.
    - etanol a 80% durante 1 minuto.
    - Etanol a 90% durante 1 minuto.

- Etanol a 95% durante 1 minuto.
- Duas vezes em etanol absoluto durante 1 minuto cada.
- Xileno durante 1 minuto.
- Xileno fresco durante 5 minutos.

13. Foram aplicadas uma a duas gotas de meio de montagem DPX nas secções molhadas em xileno, cobertas com lamelas e deixadas a secar durante 30 minutos.

2 .7 Pontuação imunohistoquímica da osteocalcina e do colagénio I

Cada secção das amostras de tecido (fio) foi avaliada quanto à presença de um precipitado de cor vermelha intracelular indicativo da ligação do anticorpo, a pontuação foi feita ao microscópio ótico de 40x e 100x, as pontuações foram classificadas da seguinte forma (calculando os valores médios do número de células que expressam a reação nos fios que rodeiam o implante)

1-Negativo ⟶ As pontuações de 0-4 foram definidas como expressão negativa (-).

2-Fraco positivo ⟶ As pontuações de 5-8 foram definidas como expressão fracamente positiva (+).

3-Moderadamente positivo ⟶ As pontuações de 9-12 foram definidas como expressão moderadamente positiva (++).

4. Fortemente positivo ⟶ As pontuações superiores a 12 foram definidas como expressão fortemente positiva (+++) (Xue *et al.,* 2006).

Capítulo 3

Resultados

3.1 Observação clínica:

Todos os animais recuperaram muito bem após a cirurgia e movimentaram-se normalmente após uma semana, exceto dois animais que sofreram uma fratura da tíbia durante a implantação, tendo sido substituídos por outros animais.

No dia do sacrifício, não foram observados sinais de infeção grosseira, reação tecidular ou quaisquer outras observações clínicas negativas em redor dos locais dos implantes em nenhum dos animais.

Também se verificou que os implantes eram estáveis no osso, não podiam ser movidos com força manual e não existiam defeitos peri-implantares detectáveis no aspeto coronal de qualquer implante após 1, 2, 4 e 6 semanas de intervalos de cicatrização. Por outro lado, nalguns casos, observou-se a presença de osso sobrejacente à cabeça do parafuso.

3.2 Avaliações radiográficas

Não se verificaram áreas de radiolucência entre o implante e o osso cortical adjacente em nenhuma amostra do exame radiográfico e não se observaram alterações grosseiras na arquitetura da tíbia em quase todas as amostras.

3.2.1 Com 2 semanas de intervalo

Aumento da espessura do osso cortical e da radiopacidade em redor do implante revestido com proteína amelogenina e com amelogenina-propolis em comparação com o implante não revestido.

3.2.2 Com um intervalo de 4 semanas

Aumento da espessura do osso cortical e da radiopacidade à volta do implante revestido com proteína amelogenina e com amelogenina-propolis.

3.2.3 No intervalo de 6 semanas

Aumento da espessura do osso cortical e extensão do osso novo apicalmente em implantes revestidos com amelogenina, amelogenina-propolis e propolis em comparação com implantes não revestidos.

3.3 Observação anatómica macroscópica

3.3.1 Intervalo de 1 semana

O implante revestido com amelognina e o implante não revestido apresentaram-se estáveis na tíbia, tal como na figura, a impressão da rosca do implante foi claramente visível no osso após a descalcificação, especialmente no bloco do implante revestido com AP.

3.3.2 Intervalo de 2 semanas

A cabeça do implante revestido com amelognina foi ultrapassada pelo tecido ósseo recém-formado e as impressões do implante no interior do osso dos três grupos experimentais foram superiores às do implante não revestido.

3.3.3 Intervalo de 4 semanas

O osso que se sobrepunha à cabeça do implante revestido com amelogenina era mais evidente do que o que se sobrepunha ao implante não revestido. Por outro lado, a fotografia por microscópio de dissecação mostrou roscas mais proeminentes no implante revestido com amelogenina do que no implante não revestido.

3.3.4 Intervalo de 6 semanas

No intervalo de 6 semanas, o osso visto ultrapassava a cabeça dos implantes em todos os grupos de estudo, mas era mais proeminente nos implantes revestidos com AP do que nos outros grupos. A fotografia tirada com um microscópio de dissecação mostrou roscas mais proeminentes no implante revestido a A do que no implante não revestido.

3.4 Exame histológico

Geralmente, o local do implante na tíbia envolve o osso cortical e o tecido da medula óssea. Consequentemente, os implantes foram inicialmente suportados na sua posição pelas primeiras roscas na sua passagem através do osso cortical, enquanto a porção subcortical dos implantes seria projectada para a cavidade da medula óssea.

3.4.1 1 semana de pós-operatório

A- Implantes revestidos de amelogenina

Após uma semana de implantação, a vista histológica ilustra osso tecido na área da rosca que seguiu a forma do parafuso, o tecido da medula preenchido com gordura, células progenitoras e tecido fibroreticular. Em ampliação superior, a área da rosca estava repleta de novas trabéculas ósseas finas e as células osteoblásticas estavam dispostas numa única camada nos bordos destas trabéculas, os osteócitos ocupavam as suas grandes lacunas e eram em maior número no osso recém-formado, os osteoclastos estavam localizados na periferia das trabéculas ósseas (figura 3.1).

B- Implantes revestidos com amelogenina-propolis

A área da rosca do implante revestido com AP foi preenchida por osso tecido com um grande número de vasos sanguíneos, tecido fibroreticular e um número reduzido de células gordas. Numa ampliação maior, apareceram trabéculas ósseas e as células osteoblásticas dispostas na periferia destas trabéculas, os osteócitos foram incorporados no osso recém-formado (figura 3.2).

C- Implantes revestidos com própolis

A vista histológica dos implantes revestidos com P revelou roscas que seguiam a forma do parafuso. Uma maior ampliação mostrou um grande número de células progenitoras mitóticas activas e células osteoblásticas adjacentes às trabéculas ósseas, com ostecitos a ocuparem grandes lacunas dentro destas trabéculas (figura 3.3).

D- Implantes não revestidos

Os fios na área do tecido da medula mostraram um grande número de células adiposas, tecido fibroreticular com um grande número de vasos sanguíneos. Uma maior ampliação da área dos fios mostrou um grande número de células progenitoras e adiposas (figura 3.4).

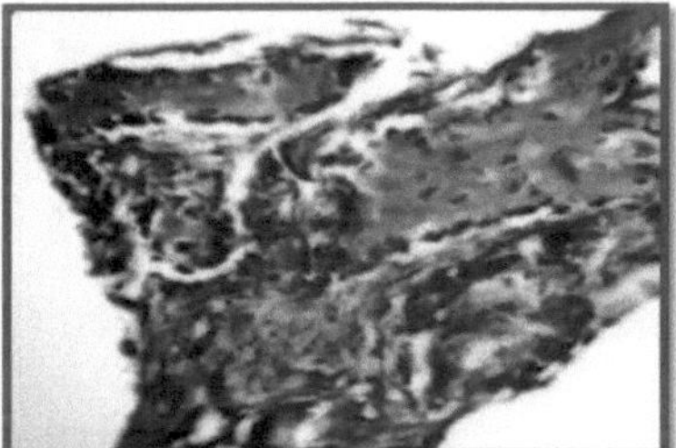

Figura 3.1: Vista do implante revestido a A com um intervalo de 1 semana, mostrando três roscas, H&E X20.

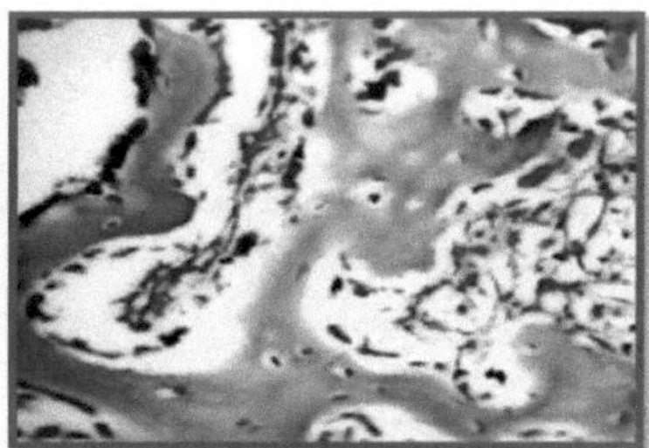

Figura 3.2: A vista do implante revestido com AP à 1 semana mostra fios no espaço medular, H&E X40.

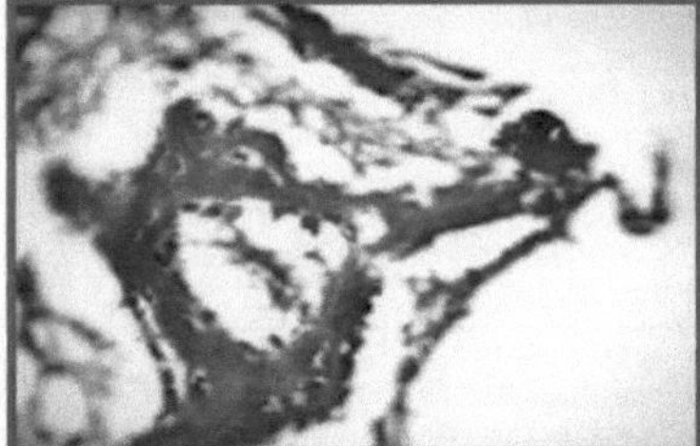

Figura 3.3: Vista do implante revestido com P à 1 semana mostra as roscas que seguem o espaço do parafuso, H&E X40.

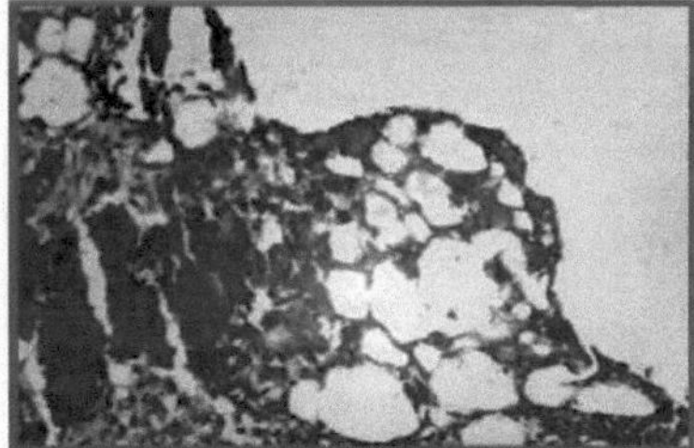

Figura 3.4: A vista de um implante não revestido com 1 semana mostra fios no espaço medular, H&E X20

3.4.2 2 semanas de pós-operatório:

A- Implantes revestidos de amelogenina

Após duas semanas de implantação, os resultados histológicos mostraram que as roscas representavam a forma de um parafuso com trabéculas ósseas espessas e tecido fibro-reticular entre elas, tendo aparecido um grande número de ostecitos e osteoblastos na figura 3.5.

B- Implantes revestidos com amelogenina-propolis

A vista histológica ilustra uma rosca óssea densa que preencheu quase toda a região entre as roscas do implante com numerosos osteócitos e poucos osteoblastos (figura 3.6).

Implantes revestidos C-Propolis

A vista microfotográfica da secção óssea relacionada com os implantes revestidos com P após 2 semanas de implantação mostra trabéculas ósseas espessas com tecido fibroreticular disperso entre elas e um grande número e tamanho de osteócitos incorporados nestas trabéculas, em bruto de osteoblastos e outros de osteoclastos dispostos na periferia das trabéculas, conforme ilustrado na figura 3.7.

D-Implantes não revestidos

A vista de um implante de Ti não revestido na tíbia de um coelho após duas semanas de implantação mostra um número de osteoblastos activos e células progenitoras dispersas no osso tecido, com algumas trbeculeas ósseas finas envolvidas com pré-osteócitos e ostecócitos (figura 3.8).

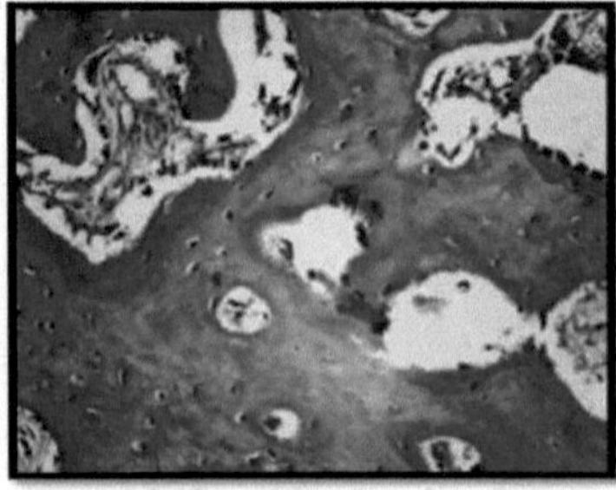

Figura 3.5: Vista de roscas às 2 semanas em implante revestido com A em área de osso compacto mostra trabéculas ósseas espessas. H&E X40.

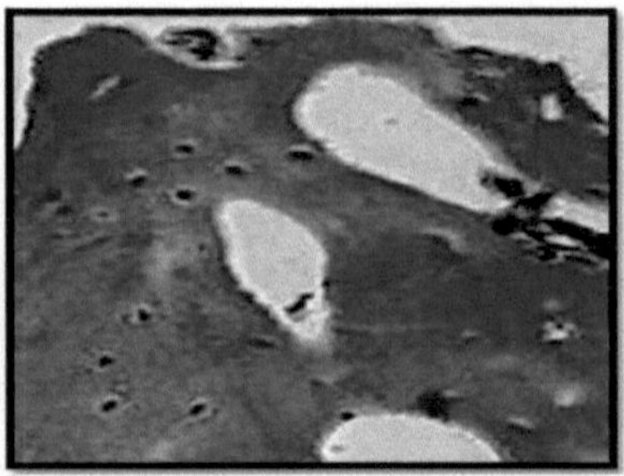

Figura 3.6: A vista de 2 semanas do implante revestido com AP mostra uma rosca óssea densa, H&E X20

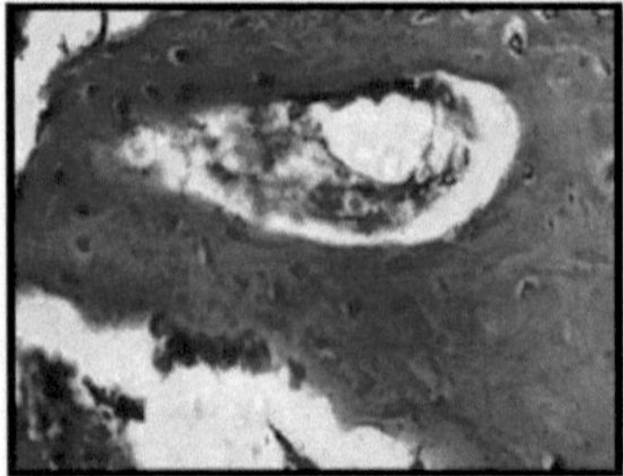

Figura 3.7: Vista das roscas no revestimento com P. Na zona de osso compacto, são visíveis trabéculas ósseas espessas H&E X40

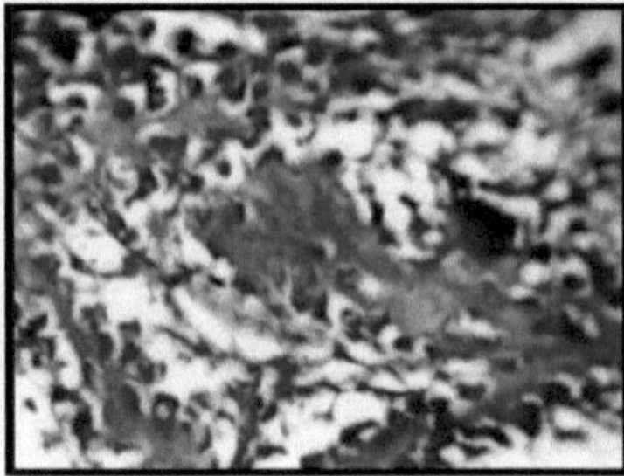

Figura 3.8: Vista de roscas de 2 semanas em implante não revestido mostra trabéculas ósseas finas e osso tecido H&E X40.

3.4.3 4 semanas de pós-operatório:

A- Implantes revestidos de amelogenina

Tecido ósseo calcificado que preencheu a rosca no local do implante após 4 semanas de implantação, seta de osteoblastos revestiu as pequenas cavidades com poucos osteoclastos e também um grande número de osteócitos ocupou as suas lacunas no osso (figura 3.9).

B- Implantes revestidos com amelogenina e própolis$_{BT}$ A vista histológica dos implantes revestidos com amelogenina e própolis mostrou um osso bem desenvolvido no local da rosca, com osteoclastos e osteoblastos presentes na superfície da rosca responsáveis pelo processo de remodelação (figura 3.10).

Implantes revestidos C-Propolis

A vista histológica da rosca óssea desenvolvida após 4 semanas de implantação mostra trabéculas ósseas espessas com osteoblastos activos e células progenitoras entre elas, tecido osteoide formado na periferia das trabéculas (figura 3.11).

D-Implantes não revestidos

A Figura 3.12 mostra roscas formadas no local do implante com trabéculas ósseas finas e tecido fibro-reticular entre elas.

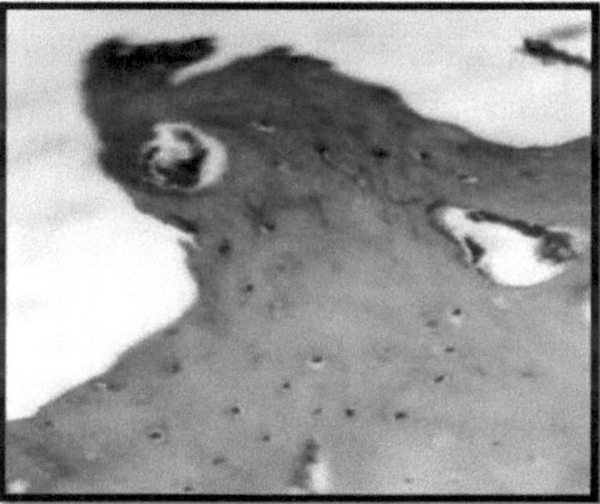

Figura 3.9: A imagem da rosca às 4 semanas mostra uma rosca óssea densa no implante com revestimento A. H&E X20

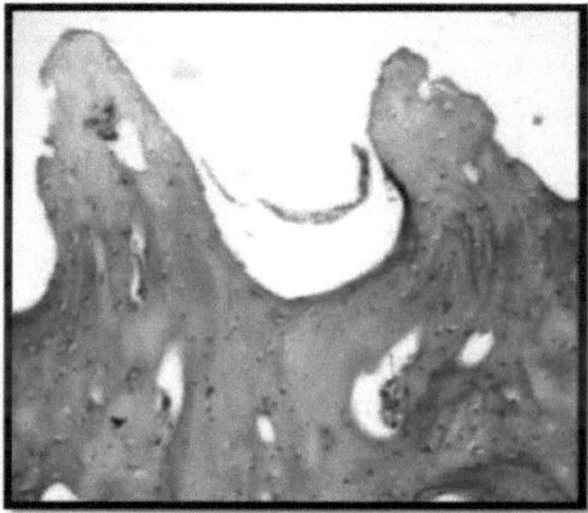

Figura 3.10: A imagem mostra uma rosca de osso denso às 4 semanas no implante revestido com AP mostra osso maduro. H&E X20.

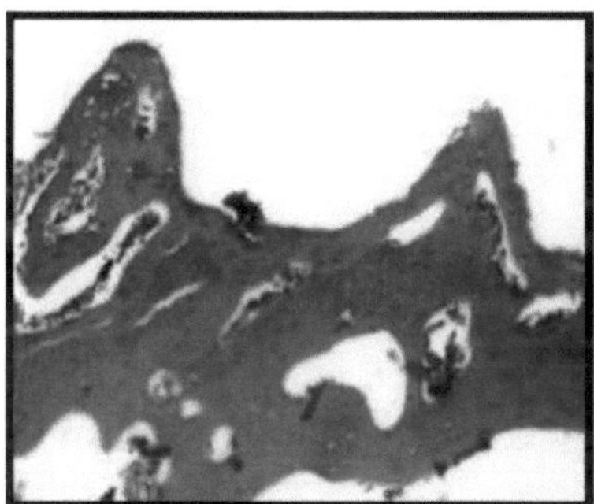

Figura 3.11: Fio ósseo calcificado em P-caoted às 4 semanas mostra trbeculea óssea espessa e H&E X20

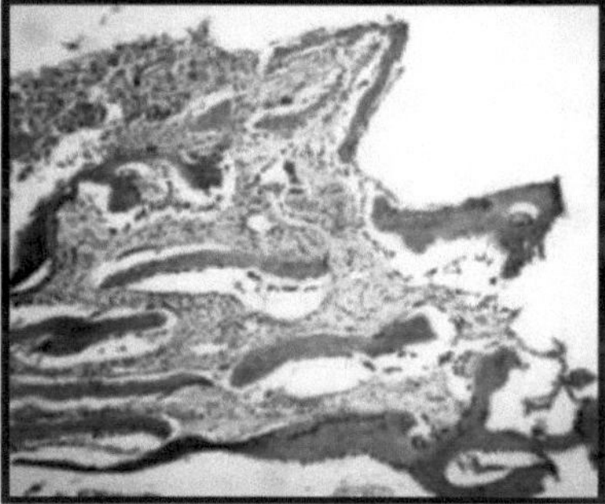

Figura 3.12: A vista mostra roscas sem revestimento às 4 semanas de implante com trabéculas ósseas finas H&E X20.

3.4.4 6 semanas de pós-operatório:

A- Implantes revestidos de amelogenina

A Figura 3.13 mostra uma rosca óssea madura no local do implante revestida com amelogenina, alguns osteoblastos dispostos na periferia da rosca, os osteócitos dispersos no seu interior e a linha de reversão separada entre o osso antigo e o novo.

B- Implantes revestidos com própolis de amelogenina

A vista microfotográfica da rosca óssea desenvolvida após seis semanas de implantação mostra uma rosca óssea madura e compacta, células formadoras de osso na periferia e os osteócitos dispostos de forma circular à volta do canal haversiano e osteão formada (figura 3.14)

C- Implantes revestidos com própolis

Vista do osso maduro mostrado na figura 3.15. Na zona da rosca do implante revestido com própolis. Osteoblastos na periferia e osteócitos dentro das suas pequenas lacunas dispostos em osteon.

D- Implantes não revestidos

A imagem histológica do implante não revestido de 6 semanas revelou um osso imaturo espesso com um grande número de osteoblastos no limite destas trabéculas e grandes osteócitos no seu interior (figura 3.16).

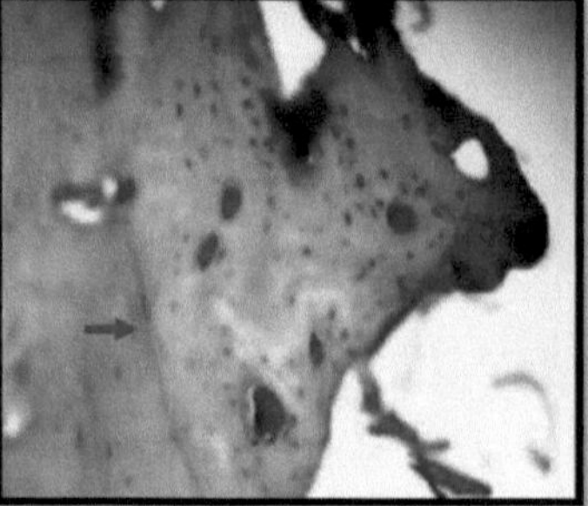

Figura 3.13: A rosca óssea madura no implante revestido com A às 6 semanas mostra uma linha de reversão (seta) H&E X20.

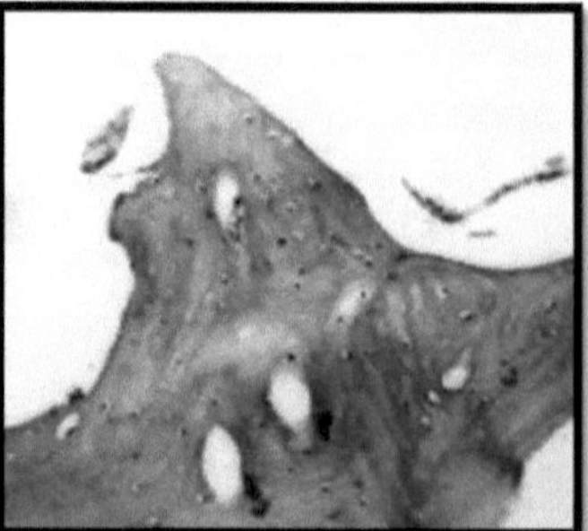

Figura 3.14: A rosca óssea madura no implante revestido com AP às 6 semanas mostra uma linha de reversão (seta vermelha). H&E X20.

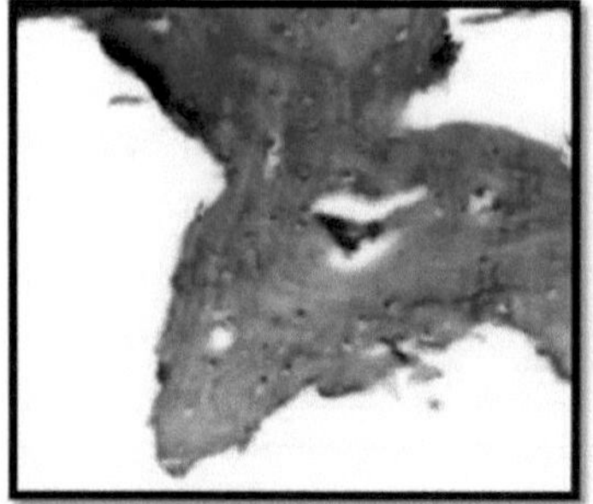

Figura 3.15: Fio ósseo maduro no implante revestido a P às 6 semanas mostra osteon H&E X20

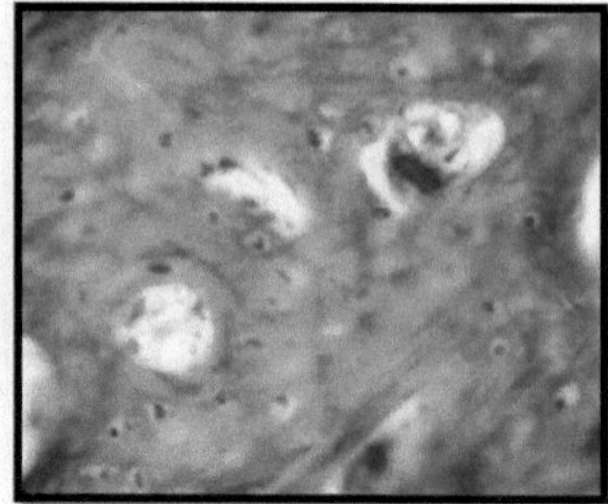

Figura 3.16: Vista do implante não revestido com 6 semanas de intervalo mostra osso imaturo espesso H&E X20.

3.5 Exame imunohistoquímico da expressão de osteocalcina (OC) em diferentes intervalos

3.5.1 uma semana de pós-operatório

A- Implantes revestidos com amelogenina

No período de cicatrização de 1 semana, a coloração imuno-histoquímica com o anticorpo monoclonal OC mostrou que a expressão de OC era moderadamente positiva nos osteoblastos, osteócitos, células progenitoras e matriz extracelular (figura 3.17).

B- Implantes revestidos com própolis de amelogenina

A coloração imuno-histoquímica com o anticorpo monoclonal OC mostrou que a expressão de OC era moderadamente positiva nos osteoblastos, nas células progenitoras e em alguns osteócitos, para além da matriz extracelular em locais de rosca (figura 3.18).

C- Implantes revestidos com própolis

A coloração com o anticorpo monoclonal OC mostrou que a expressão de OC era moderadamente positiva nos osteoblastos, osteócitos, células progenitoras e na matriz extracelular (figura 3.19).

C- Implantes não revestidos

Com 1 semana de pós-operatório, a coloração imuno-histoquímica do implante não revestido mostrou uma expressão negativa de OC no progenitor e na matriz extracelular na área da rosca (figura 3.20).

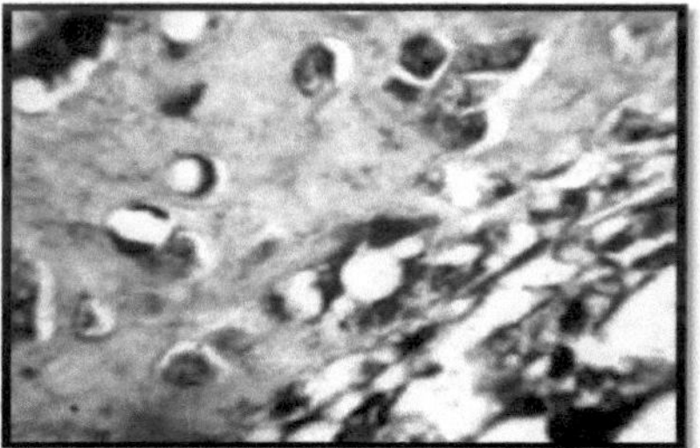

Figura 3.17: Vista da coloração vermelha IHC positiva para a localização de OC no local da rosca do implante revestido com A durante um intervalo de 1 semana, coloração vermelha rápida com hematoxilina de contracoloração, X40.

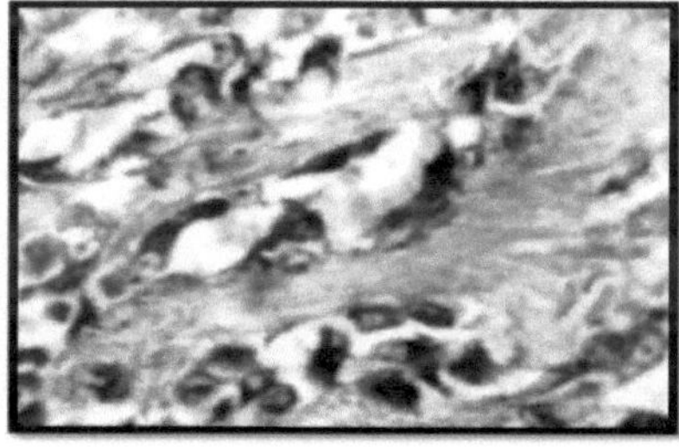

Figura 3.18: Vista da coloração IHCred positiva para a localização de OC do implante revestido com AP durante um intervalo de 1 semana, coloração Fast red com contracoloração de hematoxilina, X40.

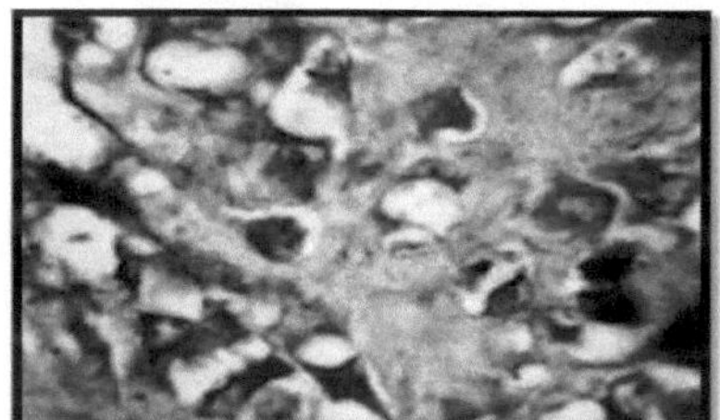

Figura 3.19: Vista da coloração IHCred positiva para a localização de OC do implante revestido com P durante um intervalo de 1 semana em osteoblastos, osteócitos, células progenitoras e matriz extracelular, coloração Fast red com hematoxilina de contracoloração, X100

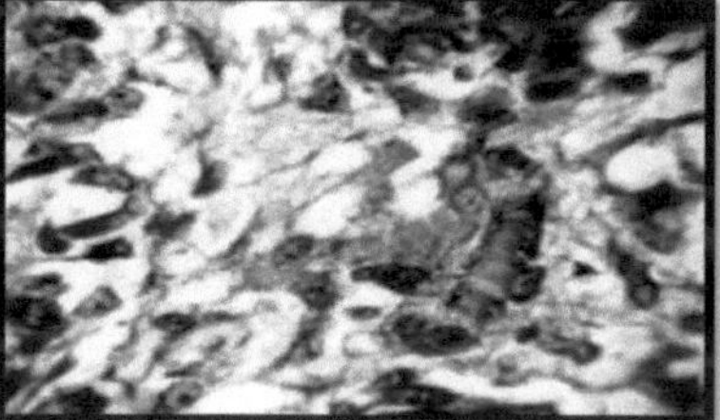

Figura 3.20: Vista da coloração IHCred negativa para a localização de OC do implante não revestido durante um intervalo de 1 semana, coloração Fast red com hematoxilina de contracoloração, X40

3.5.2 Duas semanas de pós-operatório

A- Implantes revestidos com amelogenina

Às 2 semanas de pós-operatório, o estudo imunohistoquímico para localização de OC mostrou uma forte expressão em osteócitos e osteoblastos e na matriz extracelular (figura 3.21).

B- Implantes revestidos com própolis de amelogenina

A coloração imunohistoquímica com o anticorpo monoclonal OC às 2 semanas do período de cicatrização mostrou que a expressão de OC era forte nos osteoblastos e osteócitos e na matriz extracelular (figura 3.22).

C- Implantes revestidos com própolis

A coloração imunohistoquímica com o anticorpo monoclonal OC às 2 semanas do período de cicatrização mostrou que a expressão de OC era moderadamente positiva nos osteoblastos e osteócitos (figura 3.23).

Implantes D-Unoated

Às 2 semanas do período de cicatrização, a coloração imunohistoquímica com o anticorpo monoclonal OC mostrou que a expressão de OC era negativa nos osteoblastos, nas células progenitoras e na matriz extracelular (figura 3.24).

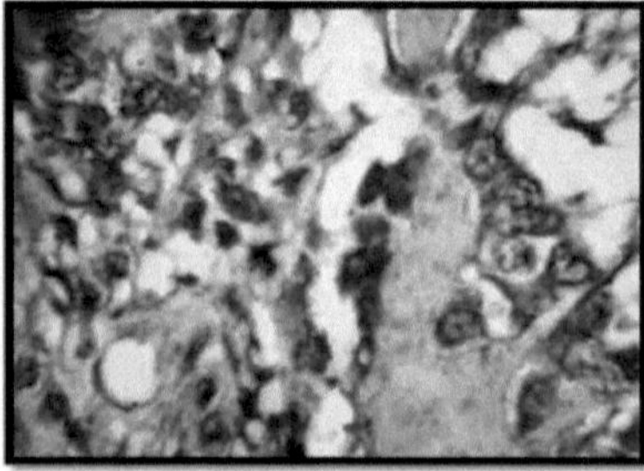

Figura 3.21: Vista da coloração IHCred positiva para a localização de OC no implante revestido com A durante um intervalo de 2 semanas, matriz extracelular, coloração Fast red com hematoxilina de contracoloração, X40.

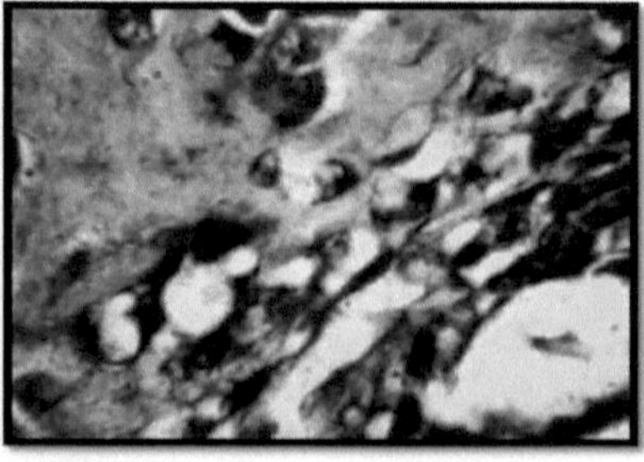

Figura 3.22: Vista da coloração IHCred positiva para a localização de OC do implante revestido com AP durante um intervalo de 2 semanas, coloração Fast red com hematoxilina de contracoloração, X40.

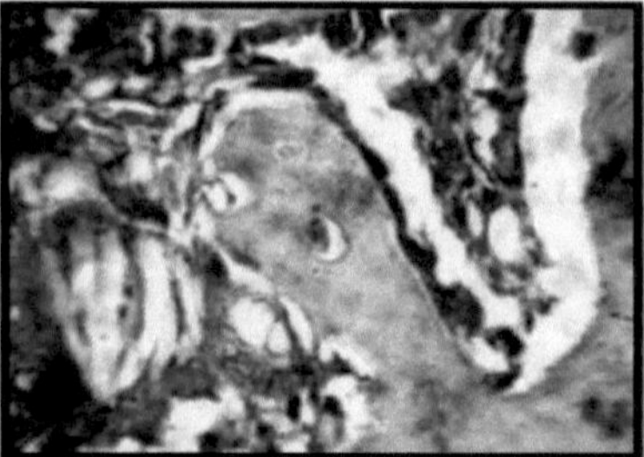

Figura 3.23: Vista da coloração IHCred positiva para a localização de OC no implante revestido com P na matriz extracelular e nas células progenitoras durante um intervalo de 2 semanas, coloração vermelha rápida com hematoxilina de contracoloração, X100.

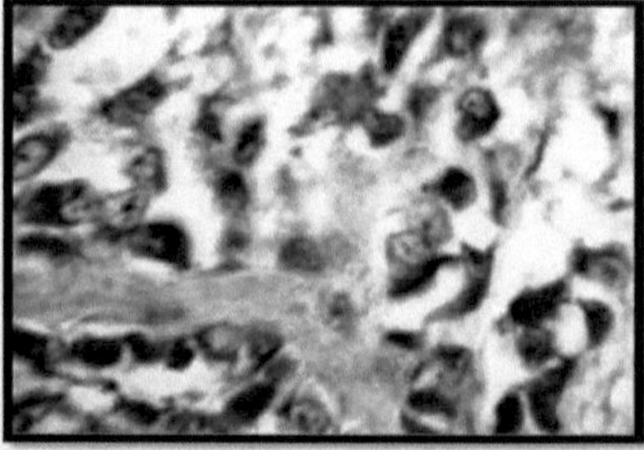

Figura 3.24: Vista da coloração IHCred negativa para a localização de OC no implante não revestido em osteoblastos, matriz extracelular e células progenitoras para um intervalo de 2 semanas, coloração Fast red com hematoxilina de contracoloração, X100.

3.5.3 Quatro semanas de pós-operatório

A- Implantes revestidos com amelogenina e amelogenina -propolis

A coloração imunohistoquímica com o anticorpo monoclonal OC às 4 semanas do período de cicatrização mostrou que a localização do OC era uma expressão negativa nos osteoblastos e osteócitos tanto para a amelogenina (figura 3.25) como para os grupos revestidos com amelogenina e própolis (figura 3.26)

B- Implantes revestidos com própolis

A coloração imunohistoquímica com o anticorpo monoclonal OC às 4 semanas do período de cicatrização mostrou que a localização do OC era uma expressão fracamente positiva nos osteoblastos e na matriz extracelular (figura 3.27).

C- Implantes não revestidos

A coloração imunohistoquímica com o anticorpo monoclonal OC às 4 semanas do período de cicatrização mostrou que a localização do OC era uma expressão positiva moderada nos osteoblastos e osteócitos, nas células progenitoras e na matriz extracelular (figura 3.28).

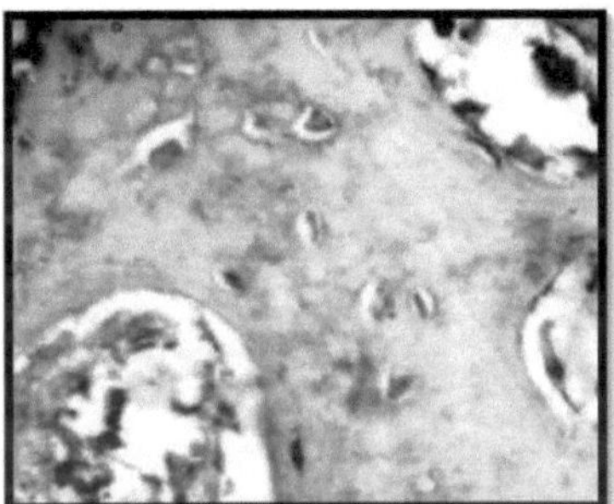

Figura 3.25: Vista da coloração IHCred negativa para localização de OC do implante revestido com A durante um intervalo de 4 semanas, coloração Fast Red com hematoxilina de contracoloração, X100.

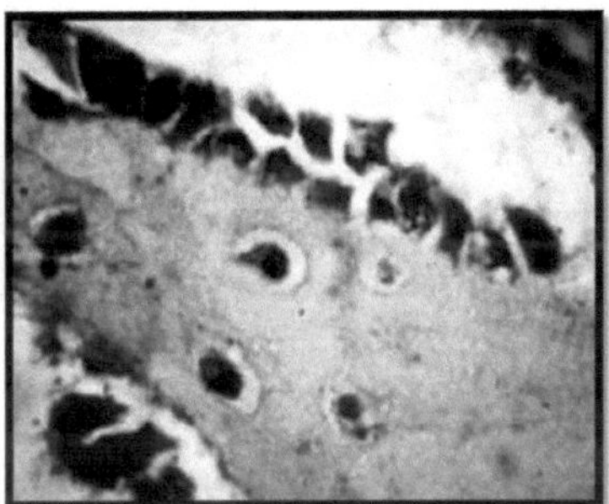

Figura 3.26: Vista da coloração IHCred negativa para a localização de OC no implante revestido com AP durante um intervalo de 4 semanas, coloração Fast Red com hematoxilina de contracoloração, X100.

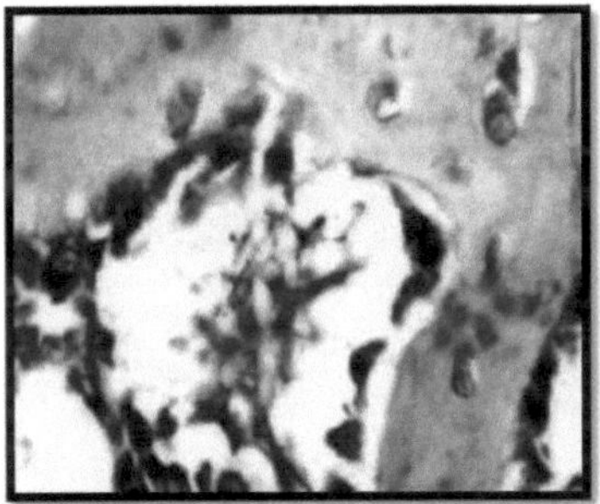

Figura 3.27: Vista da coloração IHCred positiva para a localização de OC do implante revestido com P durante um intervalo de 4 semanas, coloração Fast Red com hematoxilina de contracoloração, X100.

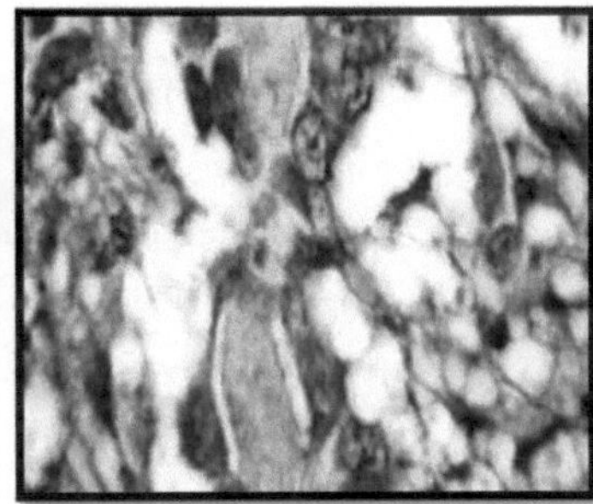

Figura 3.28: Vista da coloração IHCred positiva para a localização de OC em osteoblastos e células progenitoras de implantes não revestidos durante um intervalo de 4 semanas, coloração FastRed com hematoxilina de contracoloração, X100.

3.5.4 Seis semanas de pós-operatório

A- Amelogenina, Amelogenina -propolis e implantes revestidos com própolis

A coloração imuno-histoquímica com o anticorpo monoclonal OC às 6 semanas do período de cicatrização mostrou que a localização do OC era uma expressão negativa nos osteoblastos e osteócitos nos implantes revestidos com A (figura 3.29), revestidos com AP (figura 3.30) e revestidos com P (figura 3.31).

B-Implantes não revestidos

A coloração imunohistoquímica com o anticorpo monoclonal OC às 6 semanas do período de cicatrização mostrou que a localização do OC era uma expressão positiva moderada nos osteoblastos, osteócitos, células progenitoras e matriz extracelular (figura 3.32).

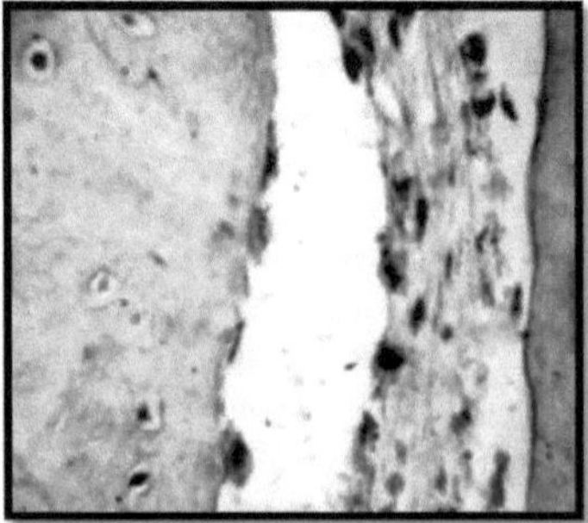

Figura 3.29: Vista da coloração IHCred negativa para a localização de OC no implante revestido com A durante um intervalo de 6 semanas, coloração Fast red com hematoxilina de contracoloração, X100.

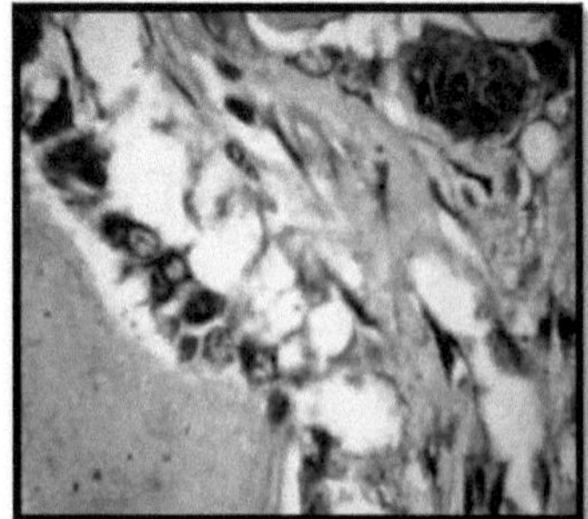

Figura 3.30: Vista da coloração IHCred negativa para a localização do implante revestido com OC AP durante um intervalo de 6 semanas, coloração Fast red com hematoxilina de contracoloração, X100.

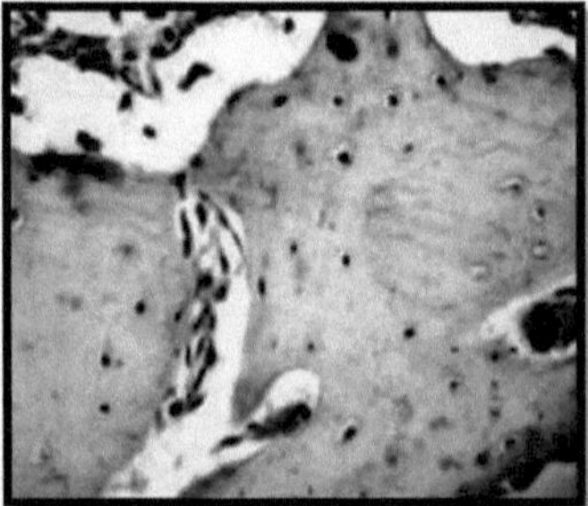

Figura 3.31: Vista da coloração vermelha IHC negativa para a localização de OC no implante revestido a P durante um intervalo de 6 semanas, coloração vermelha rápida com hematoxilina de contracoloração, X40.

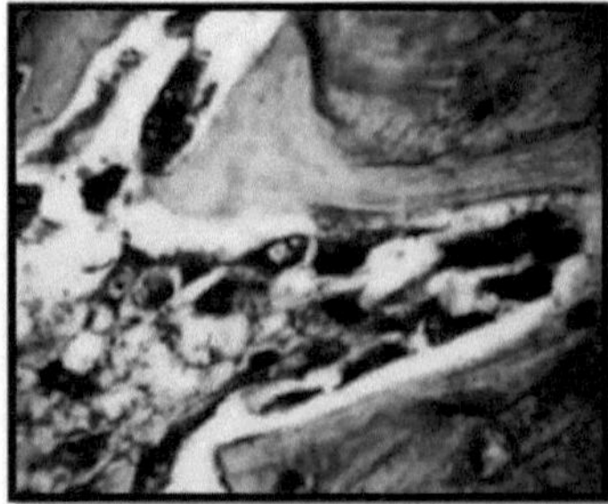

Figura 3.32: Vista de uma coloração IHCred positiva para a localização de OC em osteoblastos, osteócitos e células progenitoras de implantes não revestidos durante um intervalo de 6 semanas, coloração Fast red com contracoloração de hematoxilina, X100.

3.6 Pontuação imunohistoquímica do CO nos grupos estudados

A expressão imuno-histoquímica de OC nos grupos estudados para intervalos de 1, 2, 4 e 6 semanas foi ilustrada na tabela 3.1.

A- Uma semana após a implantação

Após 1 semana de implantação, a expressão do marcador ósseo OC foi negativa no grupo não revestido e foram obtidas pontuações positivas moderadas para os outros grupos estudados (A-coated, AP-coated e P-coated)

B- Duas semanas após a implantação

Foi demonstrada uma forte expressão positiva nos grupos revestidos com A e AP, uma expressão positiva fraca no grupo revestido com P e resultados negativos no grupo não revestido.

C- Quatro semanas após a implantação

Foram obtidas pontuações negativas para os grupos com revestimento A e revestimento AP, uma expressão positiva fraca para o grupo com revestimento P, enquanto o grupo sem revestimento apresentou uma expressão positiva moderada.

D- Seis semanas após a implantação

O grupo sem revestimento apresentou uma reação positiva moderada e todos os grupos experimentais obtiveram resultados negativos.

Tabela 3.1: Pontuação imunohistoquímica do recetor OC nos grupos estudados

períodos	A	AP	P	não revestido
1 semana	++	++	++	-
2 semanas	+++	+++	++	-
4 semanas	-	-	+	++
6 semanas	-	-	-	++

3.7 Exame imunohistoquímico da expressão de colagénio I em diferentes intervalos

3.7.1 uma semana de pós-operatório

A- Implantes revestidos com amelogenina

Após uma semana do período de cicatrização, a coloração imuno-histoquímica com o anticorpo monoclonal COLL1 mostrou que a expressão de COLL1 era fortemente positiva nos osteoblastos, osteócitos, células progenitoras e matriz extracelular. (figura 3.33).

B- Implantes revestidos com própolis de amelogenina

A coloração imuno-histoquímica com o anticorpo monoclonal COLL1 mostrou que a expressão de COLL1 era fortemente positiva nos osteoblastos activos e nas células progenitoras, para além da expressão extracelular do anticorpo COLL1 em locais de rosca (figura 3.34).

C- implantes revestidos com própolis

A coloração imunohistoquímica com o anticorpo monoclonal COLL1 mostrou que a expressão de COLL1 era fortemente positiva nos osteoblastos, osteócitos, células progenitoras e matriz extracelular (figura 3.35).

C- Implantes não revestidos

Expressão positiva fraca do anticorpo monoclonal COLL1 no implante não revestido em células progenitoras e na matriz extracelular (figura 3.36).

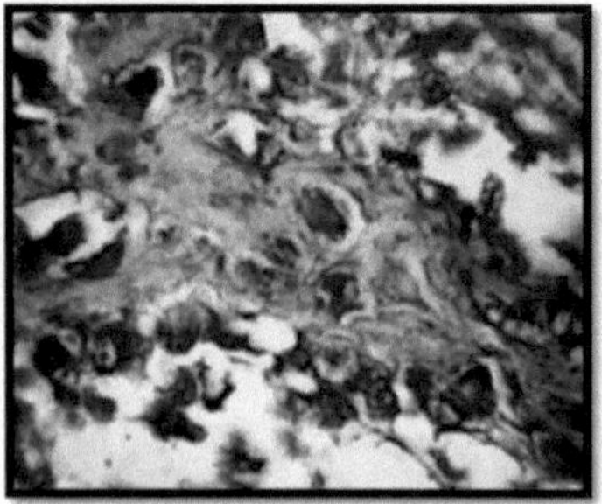

Figura 3.33: Vista da coloração IHCred positiva para a localização de COLL1 no implante revestido com A durante o período de cicatrização de 1 semana, coloração vermelha rápida com hematoxilina de contracoloração, X100.

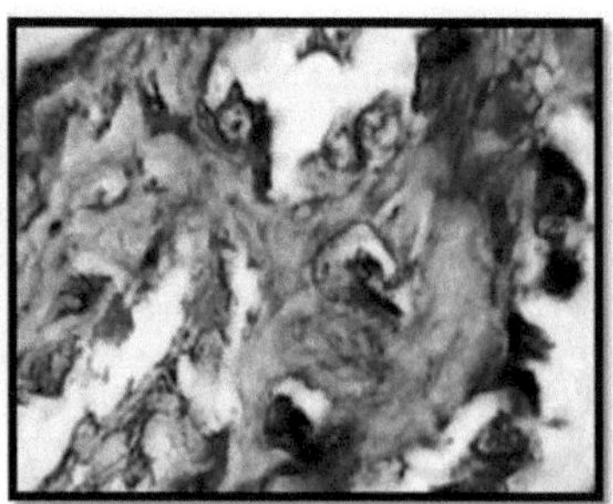

Figura 3.34: Vista de uma coloração IHCred positiva para a localização de COLL1 em osteoblastos, células progenitoras e matriz extracelular do implante revestido com AP durante o período de cicatrização de 1 semana, coloração vermelha rápida com hematoxilina de contracoloração, X100.

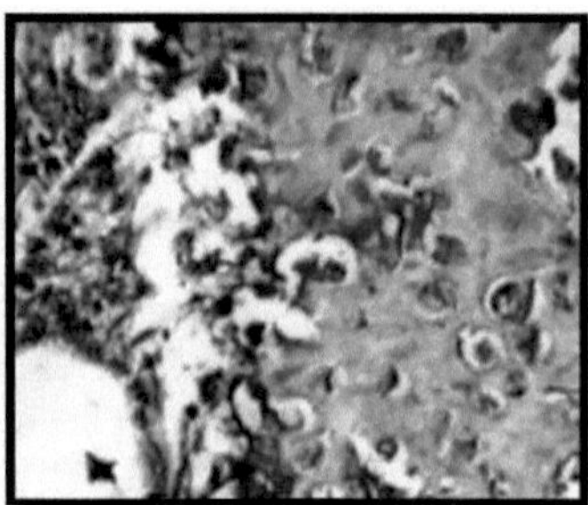

Figura 3.35: Vista da coloração IHCred positiva para a localização de COLL1 do implante revestido com P durante o período de cicatrização de 1 semana, coloração Fast red com hematoxilina de contracoloração, X100.

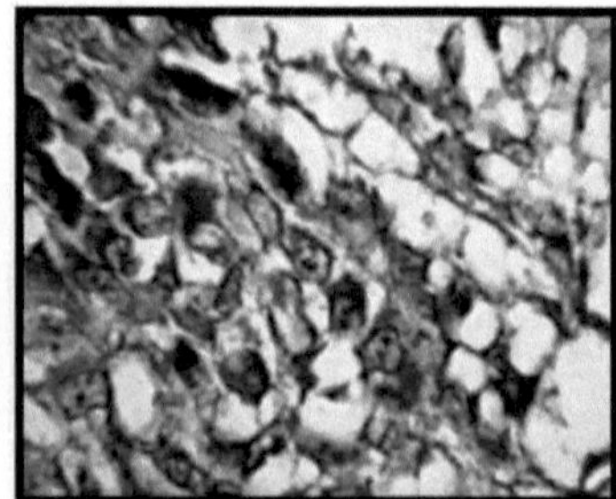

Figura 3.36: A vista mostra uma coloração IHCred fracamente positiva para a localização de COLL1 nas células progenitoras (PC) do implante não revestido, durante o período de cicatrização de 1 semana, coloração vermelha rápida com hematoxilina de contracoloração, X100.

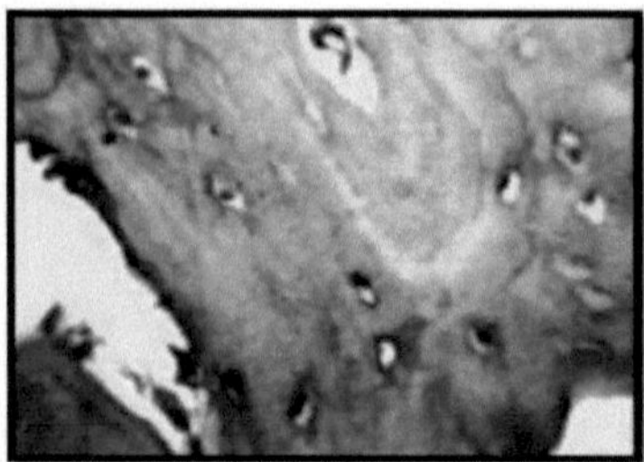

Figura 3.37: Vista da coloração IHCred negativa para a localização de COLL1 no implante revestido com A durante o período de cicatrização de 2 semanas, coloração Fast red com hematoxilina de contracoloração, X100. .

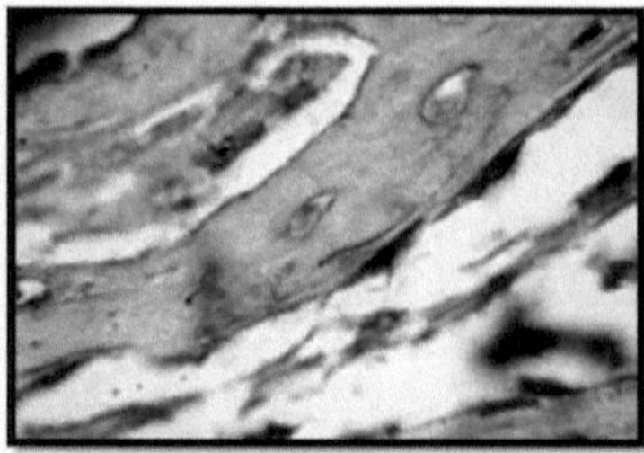

Figura 3.38: Vista da coloração IHCred negativa para a localização de COLL1 do implante revestido com AP durante o período de cicatrização de 2 semanas, coloração Fast red com hematoxilina de contracoloração, X100.

3.7.2 Duas semanas de pós-operatório

A- Implantes revestidos de amelogenina, revestidos de amelogenina-propolis e revestidos de propolis

Às 2 semanas dos períodos de cicatrização, a expressão de COLL1 era negativa nos osteoblastos e osteócitos, nas células progenitoras e na matriz extracelular nos implantes revestidos com A (figura 3.37), revestidos com AP (figura 3.38) e revestidos com P (figura 3.39).

B-Implantes não unidos

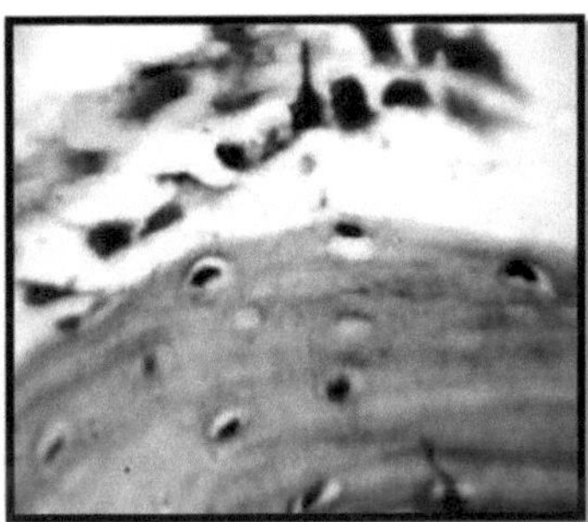

Figura 3.39: Vista da coloração IHCred negativa para localização de COLL1 do implante revestido com P durante o período de cicatrização de 2 semanas, coloração Fast red com hematoxilina de contracoloração, X100.

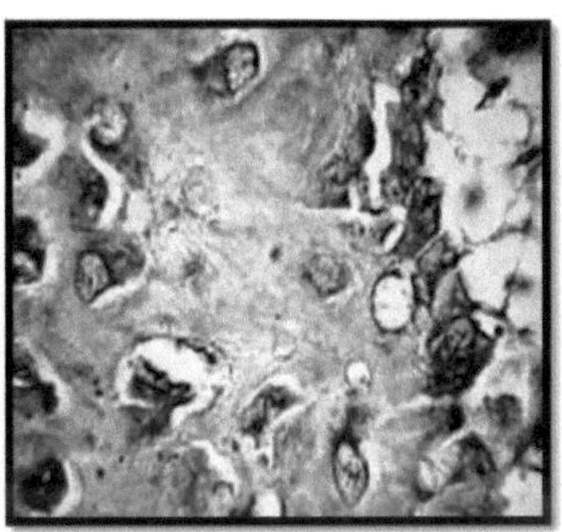

Figura 3.40: Vista da coloração IHCred positiva para a localização de COLL1 do implante não revestido durante o período de cicatrização de 2 semanas, coloração Fast red com contracoloração de hematoxilina, X100.

Às 2 semanas do período de cicatrização, a coloração imunohistoquímica com o anticorpo monoclonal COLL1 mostrou que a expressão de COLL1 era moderadamente positiva nos osteoblastos, osteócitos, células progenitoras e matriz extracelular (figura 3.40).

3.7.3 Quatro semanas de pós-operatório

A- Amelogenina, Amelogenina - implantes revestidos com própolis e implantes revestidos com própolis

A coloração imuno-histoquímica com o anticorpo monoclonal COLL1 às 4 semanas do período de cicatrização mostrou que a localização do COLL1 era uma expressão negativa nos osteoblastos e osteócitos, nas células progenitoras e na matriz extracelular no implante revestido com A (figura 3.41), revestido com AP (figura 3.42) e nos implantes revestidos com P (figura 3.43).

B- Implantes não revestidos

A coloração imunohistoquímica com o anticorpo monoclonal COLL1 às 4 semanas do período de cicatrização mostrou que a localização do COLL1 era uma expressão positiva moderada nos osteoblastos, células progenitoras, osteócitos e matriz extracelular (figura 3.44).

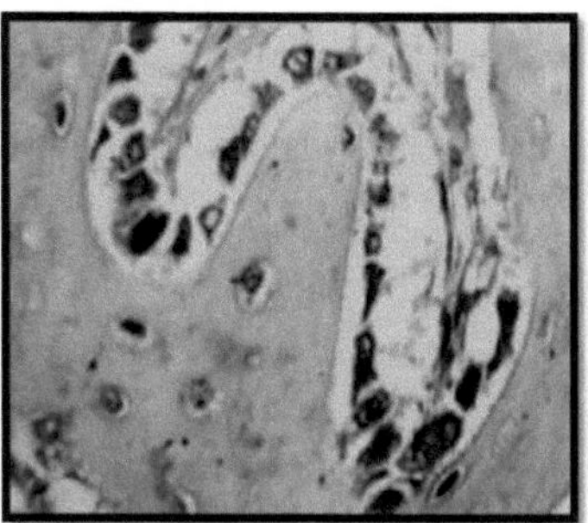

Figura 3.41: Vista da coloração IHCred negativa para localização do implante revestido com COLL1 A durante 4 semanas de cicatrização, coloração Fast red com hematoxilina de contracoloração, X100.

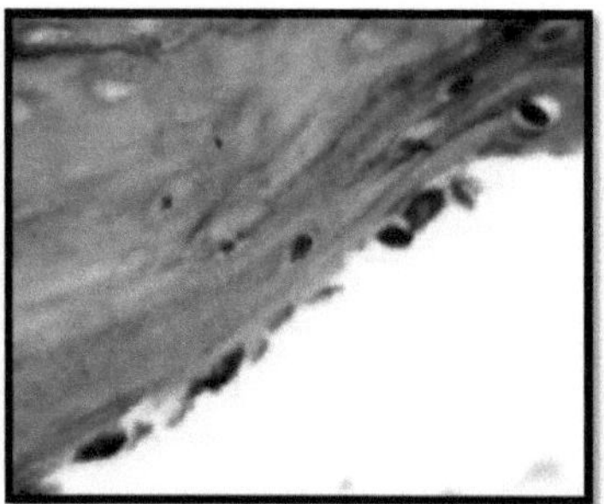

Figura 3.42: Vista da coloração IHCred negativa para a localização de COLL1 no implante revestido com AP durante o período de cicatrização de 4 semanas Coloração vermelha rápida com hematoxilina de contracoloração, X100.

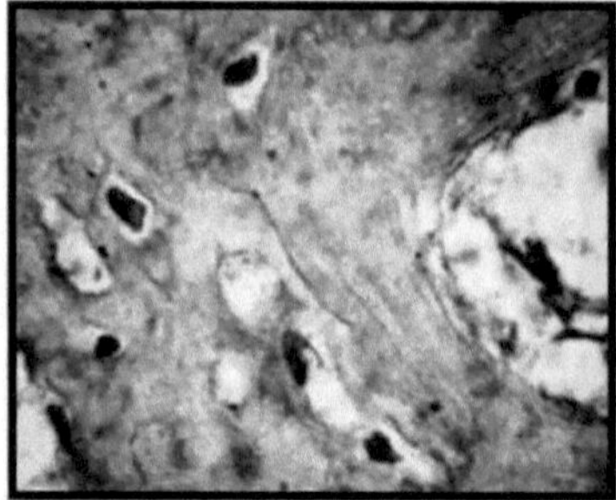

Figura 3.43: Vista de grande ampliação da figura anterior 3.107, mostra a coloração IHCred negativa para a localização de COLL1 no implante revestido a P durante o período de cicatrização de 4 semanas, coloração vermelha rápida com hematoxilina de contracoloração, X100

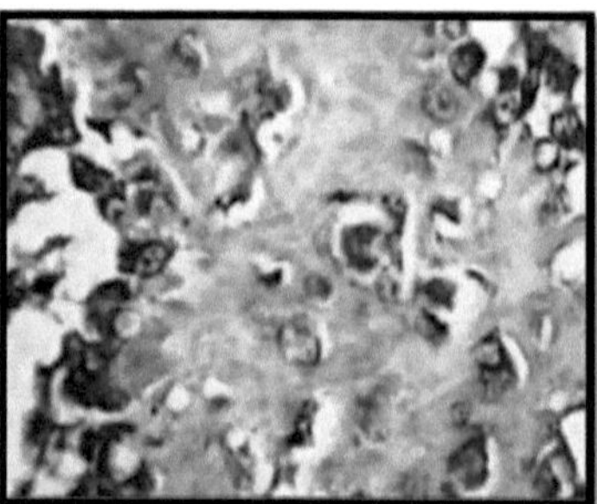

Figura 3.44: Vista da coloração IHCred positiva para a localização de COLL1 no implante não revestido durante o período de cicatrização de 4 semanas Coloração rápida a vermelho com contracoloração de hematoxilina, X100.

3.7.4 Seis semanas de pós-operatório

A- Amelogenina, Amelogenina -propolis e implantes revestidos de própolis

A coloração imunohistoquímica com o anticorpo monoclonal COLL1 às 6 semanas do período de cicatrização mostrou que a localização do COLL1 era uma expressão negativa nos osteoblastos e osteócitos nos implantes revestidos com A (figura 3.45), revestidos com AP (figura 3.46) e revestidos com P (figura 3.47).

B-Implantes não revestidos

A coloração imunohistoquímica com o anticorpo monoclonal COLL1 às 6 semanas do período de cicatrização mostrou que a localização do COLL1 era uma expressão fortemente positiva nos osteoblastos, osteócitos, células progenitoras e matriz extracelular (figura 3.48).

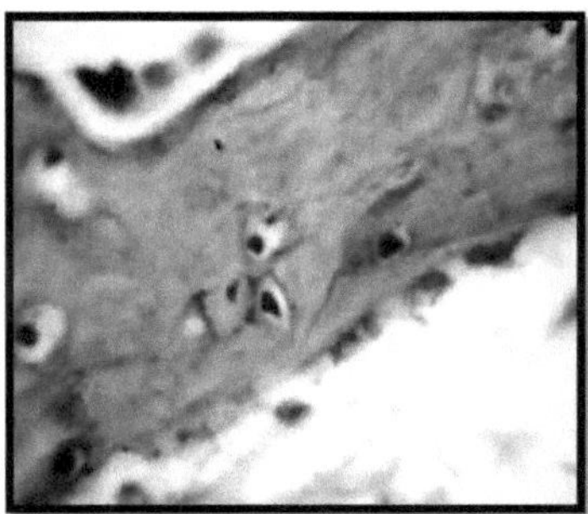

Figura 3.45: Vista da coloração IHCred negativa para a localização de COLL1 no implante revestido com A durante 6 semanas do período de cicatrização, coloração Fast red com hematoxilina de contracoloração, X100.

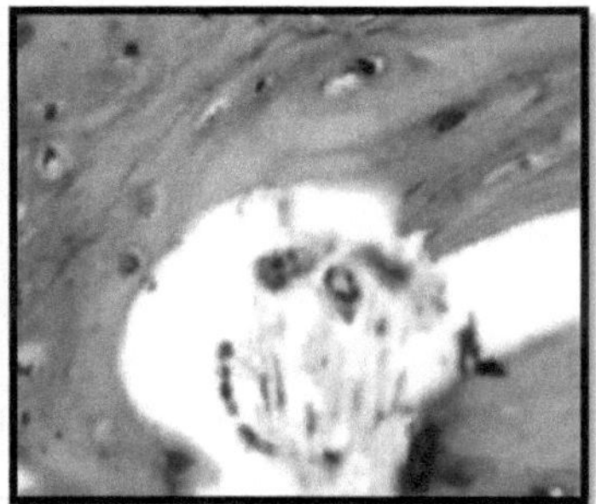

Figura 3.46: Vista da coloração IHCred negativa para a localização de COLL1 no implante revestido com AP durante o período de cicatrização de 6 semanas, coloração vermelha rápida com hematoxilina de contracoloração, X100.

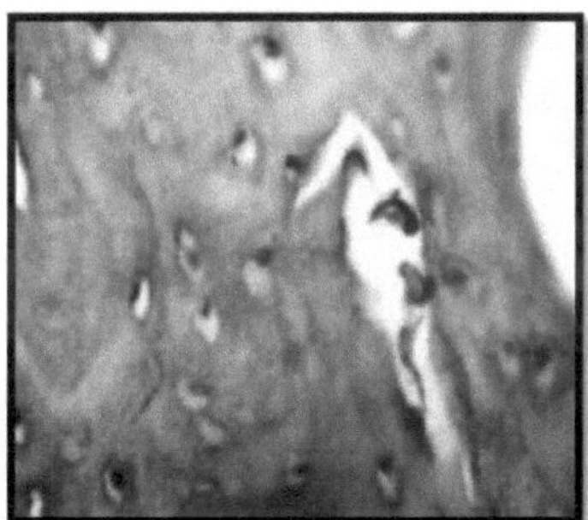

Figura 347: Vista da coloração IHCred negativa para a localização de COLL1 no implante revestido a P durante o período de cicatrização de 6 semanas, coloração Fast red com hematoxilina de contracoloração, X100.

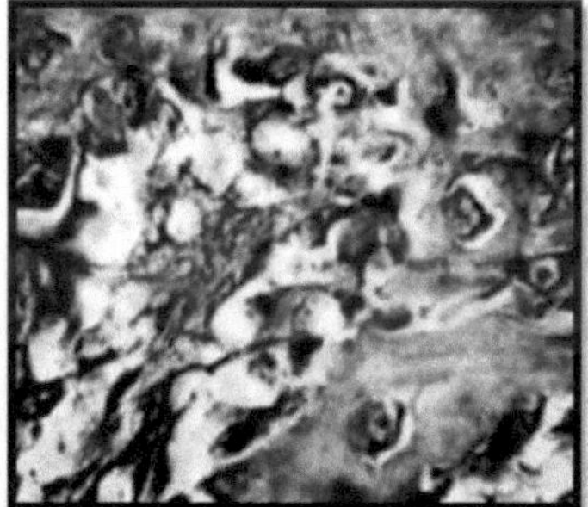

Figura 3.48: Vista da coloração IHCred positiva para a localização de COLL1 em implantes não revestidos durante o período de cicatrização de 6 semanas em osteoblastos, matriz exteracelular e osteócitos, coloração Fast red com hematoxilina de contracoloração, X100.

3.8. Contagem de células positivas para marcadores de osteocalcina e colagénio I

3.8.1 Contagem de osteoblastos e osteócitos positivos para osteocalcina

A Tabela (3.3, 3.4) apresentou o número, a média, o desvio padrão, o erro padrão, os limites inferior e superior, os valores mínimo e máximo dos dados medidos em diferentes períodos de cicatrização para todos os grupos de osteoblastos e osteócitos. Relativamente ao valor médio mais elevado para as células de osteoblastos e osteócitos no intervalo de 1 semana, foi apresentado no grupo revestido com P, enquanto no intervalo de 2 semanas o grupo revestido com A apresentou o valor médio mais elevado para ambos os tipos de células. Nos intervalos de 4 e 6 semanas, os valores médios mais elevados foram registados no grupo sem revestimento para ambos os tipos de células. De acordo com o teste ANOVA (tabela 3.5, 3.7), verificou-se uma diferença significativa entre os quatro grupos em todos os intervalos de cicatrização ($P<0,01$) no número de células osteoblásticas e osteocitárias positivas.

As comparações múltiplas de cada grupo com outros em cada período de cicatrização foram efectuadas através do teste LSD (tabela 3.6, 3.8). Para as células de osteoblastos e osteócitos, os resultados mostraram que, no intervalo de 1 semana, houve uma diferença não significativa (NS) entre todos os grupos experimentais ($p>0,05$), enquanto houve uma diferença significativa elevada entre todos os grupos experimentais e o grupo sem revestimento. Enquanto que, em 2 semanas, os resultados mostraram que havia uma diferença altamente significativa entre todos os grupos, exceto o grupo com revestimento A e o grupo com revestimento AP, em que havia uma diferença não significativa para a contagem de células de osteoblastos e osteócitos para OC (tabela 3.6, 3.8).

Relativamente ao período de cicatrização de 4 semanas, o resultado não mostrou qualquer diferença significativa entre os grupos revestidos com A e revestidos com AP, enquanto que houve uma diferença significativa com o grupo revestido com P e uma diferença significativa elevada entre os outros grupos para a contagem de células de osteoblastos. Relativamente à contagem de osteócitos, o grupo revestido com A não apresentou qualquer diferença significativa em relação ao grupo revestido com AP e ao grupo revestido com P e uma diferença significativa elevada entre os outros grupos para OC.

No intervalo de 6 semanas, não se registou qualquer diferença significativa entre os grupos experimentais e entre si, ao passo que se registou uma diferença significativa elevada em relação ao grupo não revestido, tanto para a contagem de células de osteoblastos como de osteócitos para o marcador OC.

Tabela 3.3 Estatísticas descritivas da contagem de osteoblastos positivos para osteocalcina

semana	grupo	N	Média	SD	SE	95% de confiança Intervalo para a média		Mínimo	Máximo
						Inferior Ligado	Superior Ligado		
semana	Revestimento A G.	10	8.2000	2.9419	.9216	7.9394	12.8906	3.00	10.00
	AP-revestido G	10	8.4000	2.7416	.90172	7.7695	12.6805	3.00	10.00
	Revestido a P G	10	9.1000	3.43603	1.1554	6.4791	11.7209	6.00	12.00
	Sem revestimento G	10	2.5000	2.29491	.60400	.5341	3.2749	1.00	3.00
semana2	Revestimento A G.	10	12.000	3.94815	1.26510	10.206	14.5994	9.00	16.00

	AP-revestido G	10	10.500	3.347573	1.05667	8.10443	12.8957	9.00	11.00
	Revestido a P G	10	6.5000	2.94874	.86923	4.2337	7.9663	4.00	9.00
	Não revestido G	10	3.5000	2.27518	.71821	1.8732	5.1268	0.00	7.00
semana4	Revestimento A G.	10	3.6000	2.8895	.45661	2.6723	4.5277	.00	9.00
	AP-revestido G	10	2.9000	2.4146	.20000	2.07476	3.7224	1.00	3.00
	Revestido a P G	10	5.5000	2.97303	.95180	3.3740	6.6260	3.00	7.00
	Sem revestimento G	10	9.1000	3.66441	1.156667	6.4757	9.6643	3.00	9.00
semana6	Revestimento A G.	10	1.5000	1.36786	.40333	.4951	2.3278	.00	2.00
	AP-revestido G	10	.7000	.62605	.17375	.0306	.7696	.00	1.00
	Revestido a P G	10	1.5000	1.3650	.40120	.4959	2.3241	.00	2.00
	Sem revestimento G	10	9.4000	3.06280	.96860	7.2612	11.593	4.00	13.00

Tabela 3.4 Estatísticas descritivas da contagem de osteócitos positivos para osteocalcina

semana	**grupo**	**N**	**Média**	**SD**	**SE**	**95% de confiança Intervalo para a média**		**Mínimo**	**Máximo**
						Inferior Ligado	Superior Ligado		
semana	Revestimento A G G.	10	7.4000	3.47051	1.09747	4.9173	9.8827	4.00	14.00
	AP-revestido G G	10	7.400	3.47397	1.09805	4.9174	9.8866	4.00	15.00
	Revestido a P G	10	8.2000	2.94603	.91254	7.9891	12.9509	3.00	14.00
	Sem revestimento G	10	1.8000	1.13529	.35901	.9879	2.6121	.00	4.00
semana2	Revestimento A G.	10	11.000	3.54682	1.11793	8.6484	13.2916	8.00	15.00
	AP-revestido G	10	9.5000	3.0685	.96572	7.2060	11.5990	7.00	13.00
	Revestido a P G	10	5.8200	4.1895	.66300	4.3661	7.0399	1.00	9.00
	Sem revestimento G	10	2.4000	2.31935	.73318	.74479	4.0561	0.00	7.00

semana4	Revestimento A G.	10	2.4000	2.31900	.73333	.7411	4.0589	.00	7.00
	AP-revestido G	10	1.9000	..81654	..2587	..4151	1.5873	.00	8.00
	Revestido a P G	10	5.1000	3.6523	..5773	3.954	6.2954	.00	8.00
	Sem revestimento G	10	7.5000	3.7193	.1.1765	4.8390	10.865	4.00	10.00
semana6	Revestimento A G.	10	.8108	.0432	.01325	.7842	.8443	.00	3.00
	AP-revestido G	10	.5000	.5268	.17330	.0306	.7694	.00	1.00
	Revestido a P G	10	1.4000	1.26491	.40000	.4951	2.3049	.00	3.00
	Não revestido G	10	8.8000	3.08280	.97560	6.5912	11.0388	3.00	12.00

Tabela 3.5: Teste ANOVA de OB entre todos os grupos em cada intervalo para OC.

semana	Soma de Quadrados	df	Quadrado médio	F	Sig.
semana	317.000	3	105.667	42.935	.000†

†P<0,01=Muito significativo

semana2	431.400	3	143.800	42.783	.000**
semana4	232.475	3	77.492	17.894	.000**
semana6	511.875	3	170.625	48.789	.000**

Tabela 3.6: Teste LSD de comparação múltipla de osteoblastos para todos os grupos em cada intervalo para OC

Períodos	**Grupos**		**Diferença média**	**Sig.**
1 semana	A-coated A- coated A- coated AP- coated AP- coated P- coated	revestido com AP revestido com P não revestido revestido com P não revestido não revestido	-.20 -1.30 5.90 -1.10 6.10 7.20	.777 .072 .000** .126 .000** .000**
2semanas	A-coated A- coated A- coated AP- coated AP- coated P- coated	revestido com AP revestido com P não revestido revestido com P não revestido não revestido	1.50 5.30 8.40 3.80 6.90 3.10	.76 .000** .000** .000** .000** .001**
4semanas	A-coated A- coated A- coated AP- coated AP- coated P- coated	revestido com AP revestido com P não revestido revestido com P não revestido não revestido	.700 -2.10 -5.50 -2.80 -6.20 -3.40	.457 .030‡ .000** .005** .000** .001**
6semanas	A-coated A- coated A- coated AP- coated AP- coated P- coated	revestido com AP revestido com P não revestido revestido com P não revestido não revestido	.600 -.20 -8.10 -.800 -8.70 -7.90	.478 .812 .000** .345 .000** .000**

‡0,05>_P >0,01=Significativo

Tabela 3.7: Teste ANOVA da TCO entre todos os grupos em cada intervalo para OC.

semana	Soma de quadrados	df	Quadrado médio	F	Sig.
semana	307.700	3	102.567	35.032	.000§
semana2	431.400	3	143.800	42.783	.000**
semana4	216.075	3	72.025	17.298	.000**
semana6	437.400	3	145.800	44.406	.000**

Tabela 3.8: Teste LSD de comparação múltipla de osteócitos para todos os grupos em cada intervalo para OC

Períodos	Grupos		Diferença média	Sig.
1 semana	A-coated A-coated A-coated AP-coated AP-coated P-coated	revestido com AP revestido com P não revestido revestido com P não revestido não revestido	.200 -.90 6.10 -1.10 5.90 7.00	.795 .247 .000** .159 .000** .000**
2semanas	A-coated A-coated A-coated AP-coated AP-coated P-coated	revestido com AP revestido com P não revestido revestido com P não revestido não revestido	1.50 5.30 8.40 3.80 6.90 3.10	.076 .000** .000** .000** .000** .001**

§P<0,01=Muito significativo

4semanas	A-coated A- revestido com AP coated A- revestido com P coated AP- não revestido coated AP- revestido com P coated P- não revestido não coated revestido	.600 -2.40 -5.30 -3.00 -5.90 -2.90	.515 .012** .000** .002** .000** .003**
6semanas	A-coated A- revestido com AP coated A- revestido com P coated AP- não revestido coated AP- revestido com P coated P- não revestido não coated revestido	.300 -.600 -7.70 -.900 -.800 -7.10	.713 .464 .000** .274 .000** .000**

3.8.2 Contagem positiva de células de osteoblastos e osteócitos para colagénio I

A Tabela (3.9, 3.10) mostrou a correlação do número, média, desvio padrão, erro padrão, limites inferior e superior, valores mínimos e máximos dos dados medidos de colagénio I em diferentes períodos de cicatrização para todos os grupos de osteoblastos e osteócitos. A comparação da média dos osteoblastos e osteócitos positivos para o colagénio I mostrou o valor médio mais elevado para os grupos revestidos com AP e revestidos com P no intervalo de uma semana. Enquanto que o grupo não revestido apresentou o valor médio mais elevado nos intervalos de 2, 4 e 6 semanas para as células de osteoblastos e osteócitos.

De acordo com o teste ANOVA (tabela 3.11,3.13) mostrou uma diferença significativa elevada entre os grupos em todos os intervalos (P>0,01) no número de osteoblastos e osteócitos positivos.

O teste LSD (tabela 3.12, 3.14) mostrou que, em todos os intervalos, para a contagem de células de osteoblastos e osteócitos para COLL1, não houve diferença significativa entre os grupos experimentais entre si e mostrou uma diferença significativa elevada em relação ao grupo não revestido.

Tabela 3.9 Estatísticas descritivas da contagem de osteoblastos positivos para o colagénio I

semana	grupo	N	Média	SD	SE	Intervalo de confiança de 95% para a média		Mínimo	Máximo
						Inferior Ligado	Limite superior		
semana	A revestido de G .	10	11.500	5.2045	1.6843	9.3207	14.4782	3.00	14.00
	AP- revestido G	10	13.100	4.56515	1.45902	9.4781	14.7219	4.00	15.00
	Revestido a P G	10	13.000	4.5796	1.46046	9.5734	14.8006	3.00	15.00
	Sem revestimento G	10	7.0000	3.09184	.97709	4.7826	9.2114	3.00	10.00
semana2	A revestido de G .	10	3.6000	2.2753	.71854	1.8778	5.1262	1.00	8.00
	AP- revestido G	10	3.0000	2.61119	.41377	2.2873	3.934	.00	7.00

**0,05>_P >0,01=Significativo

	Revestido a P G	10	4.0000	2.26121	.71453	2.3887	5.6173	1.00	8.00
	Sem revestimento G	10	8.2000	2.9432	.9216	7989	12.987	3.00	11.00
semana4	A revestido de G .	10	1.9000	1.99303	.60480	.5320	3.2670	.00	7.00
	AP- revestido G	10	2.0000	2.0973	.6245	.5392	3.279	.00	4.00
	Revestido a P G	10	2.5000	2.27078	.71892	.8743	4.126	1.00	8.00
	Não revestido G	10	9.4000	3.06967	.96848	7.2041	11.5959	4.00	14.00
semana6	A revestido de G .	10	1.3000	1.15950	.36667	.4705	2.1295	.00	3.00
	AP- revestido G	10	1.1000	1.286	.4068	.1794	2.0213	.00	4.00
	Revestido a P G	10	1.3000	1.1592	.366	.4701	2.123	.00	4.00
	Sem revestimento G	10	11.100	3.541	1.113	8.641	13.294	8.00	15.00

semana	**grupo**	N	**Média**	**SD**	**SE**	Intervalo de confiança de 95% para a média		**Míni mo**	**Máxi mo**
						Limite inferior	Limite superior		
semana	A revestido de G .	10	11.2000	5.09011	1.58529	9.2318	14.0682	2.00	13.0 0
	AP- revestido G	10	12.2000	5.39010	1.68648	10.2029	15.061	3.00	15.0 0
	Revestido a P G	10	11.5000	5.20461	1.68020	9.3297	14.4703	2.00	14.0 0
	Sem revestimento G	10	6.12000	4.17021	.65911	4.8098	7.4702	1.00	9.00
semana 2	Revestimen to A G .	10	2.5000	2.27327	.71841	.8742	4.1268	1.00	7.00

	AP- revestido G	10	2.4000	2.741	..9013	7.763	12.682	6.00	12.0 0
	Revestido a P G	10	3.000	2.6682	.4132	2.284	3.932	1.00	4.00
	Sem revestimento G	10	7.4000	3.47401	1.0983	4.917	9.886	3.00	14.0 0
semana 4	A revestido de G .	10	2.8000	2.4142	.2000	2.0231	3.721	1.00	6.00
	AP- revestido G	10	1.1000	1.28668	.40689	.1796	2.0204	.00	4.00
	Revestido a P G	10	1.8000	1.1356	.359	.9871	.2612	2.00	7.00
	Sem revestimento G	10	9.1000	3.66639	1.15674	6.4792	11.728	3.00	14.0 0
semana 6	A revestido de G .	10	.9000	.73786	.23333	.3722	1.4278	.00	2.00
	AP- revestido G	10	.6000	.5342	.1921	.0200	.7112	.00	1.00
	Revestido a P G	10	.9000	.8123	.2501	.4156	1.5814	.00	3.00
	Não revestido G	10	10.5000	3.3471	1.056	8.104	12.892	9.00	11.0 0

Tabela 3.11: Teste ANOVA de OB entre todos os grupos em cada intervalo para COLL I.

semana	Soma de Quadrados	df	Média Quadrado	F	Sig.
semana	233.400	3	73.800	9.322	.000††
semana2	156.875	3	54.867	38.131	.000**
semana4	398.600	3	144.867	90.228	.000**
semana6	729.275	3	253.433	117.572	.000**

Tabela 3.12: Teste LSD de comparação múltipla de osteoblastos para todos os grupos em cada intervalo para COLL

Períodos	Grupos		Diferença média	Sig.
1 semana	A-coated A-coated A-coated AP-coated AP-coated P-coated	revestido com AP revestido com P não revestido revestido com P não revestido não revestido	-1.10 -1.1 4.60 .000 5.40 5.70	.388 .388 .001** 1.00 .000** .000**
2semanas	A-coated A-coated A-coated AP-coated AP-coated P-coated	revestido com AP revestido com P não revestido revestido com P não revestido não revestido	.200 -.300 -4.70 -.500 -4.70 -4.40	.711 .578 .000** .358 .000** .000**
4semanas	A-coated A-coated A-coated AP-coated AP-coated P-coated	revestido com AP revestido com P não revestido revestido com P não revestido não revestido	-.100 -.500 -7.30 -.400 -7.70 -7.30	.861 .383 .000** .485 .000** .000**

Tabela 3.13: Teste ANOVA da TCO entre todos os grupos em cada intervalo para COLL I.

††P<0,01=Altamente significativo

semana	Soma de Quadrados	df	Média Quadrado	F	Sig.
semana	238.400	3	79.467	9.312	.000‡‡
semana2	161.275	3	53.758	35.510	.000**
semana4	403.500	3	134.500	93.837	.000**
semana6	701.100	3	233.700	161.792	.000**

Tabela 3.14: Teste LSD de comparação múltipla de osteócitos para todos os grupos em cada intervalo para COLL I

Períodos	Grupos		Diferença média	Sig.
1 semana	A-coated A-coated A-coated AP-coated AP-coated P-coated	revestido com AP revestido com P não revestido revestido com P não revestido não revestido	-.80 -.400 5.20 .400 6.00 5.60	.544 .761 .000** .761 .000** .000**
2semanas	A-coated A-coated A-coated AP-coated AP-coated P-coated	revestido com AP revestido com P não revestido revestido com P não revestido não revestido	.00 -.20 -4.70 -.200 -4.70 -4.50	1.00 .718 .000** .718 .000** .000§§
4semanas	A-coated A-coated A-coated AP-coated AP-coated P-coated	revestido com AP revestido com P não revestido revestido com P não revestido não revestido	1.20 .800 -6.60 -.400 -7.80 -7.40	.310 .144 .000** .460 .000** .000**

‡‡P<0,01=Altamente significativo
§§0,05>_P >0,01=Significativo

6semanas	A-coated A-coated A-coated AP-coated AP-coated P-coated	revestido com AP revestido com P não revestido revestido com P não revestido não revestido	.200 .000 -9.60 -.200 -9.80 -9.60	.712 1.00 .000** .712 .000** .000**

Capítulo 4

Discussão

O titânio e as suas ligas são amplamente utilizados em implantes dentários devido às suas propriedades mecânicas superiores, baixo módulo, excelente resistência à corrosão e boa biocompatibilidade. Os estudos demonstraram que o tecido ósseo pode formar-se na superfície do titânio com uma camada muito fina de óxido de cimento no meio. Este fenómeno é conhecido como osseointegração (Das *et al.*,2007).

Wennerberg e Albrektsson, em 2010, demonstraram muitas concepções utilizadas para melhorar a estabilidade inicial do implante e/ou criar grandes espaços volumétricos para o crescimento ósseo. Stanford, em 2010, mostrou que várias técnicas de tratamento de superfícies têm sido estudadas e aplicadas para melhorar as propriedades biológicas da superfície, o que favorece o mecanismo de osteointegração.

Acredita-se que as alterações na interação inicial proteína-superfície controlam a adesão dos osteoblastos. Este é um aspeto crítico do processo de osseointegração. Quando os implantes entram em contacto com um ambiente biológico, a adsorção de proteínas (por exemplo, fibronectina plasmática) que ocorre imediatamente mediará a subsequente fixação e proliferação celular Mendonca *et al.,* 2008).

4.1 Descrição dos animais experimentais

O coelho é um dos animais mais utilizados na investigação médica, em parte devido à facilidade de manuseamento e ao seu grande tamanho. Os coelhos são também convenientes na medida em que atingem a maturidade esquelética por volta dos seis meses de idade e constituem um análogo conveniente do ser humano (Pinho *et al.*, 2006).

A idade dos animais do presente estudo era de 10-12 meses, assegurando assim o fecho completo da epífise tibial proximal (Jamil, 2011). Os locais da tíbia nos coelhos foram escolhidos para imitar a situação clínica e, uma vez que a dimensão deste osso corresponde bem ao espaço alveolar humano, tem sido utilizado com sucesso como local de operação em muitas investigações anteriores (Pearce *et al.*, 2007 e Mohamed, 2012).

Cirurgicamente, este modelo permite uma baixa morbilidade com fácil acesso à tíbia proximal medial para a colocação do implante. As caraterísticas morfológicas da tíbia do coelho permitem que a fixação do implante se encaixe no osso cortical no seu aspeto coronal e na medula na área apical (Rio *et al.,* 2004).

4.2 Observações clínicas

A estabilidade primária do implante consiste na fixação rígida entre o implante e a cavidade óssea do hospedeiro, sem micro-movimentos do implante ou deformações distorcionais mínimas. A estabilidade primária depende da técnica cirúrgica, do desenho do implante e do local de implantação. No osso cortical, observa-se uma maior ancoragem mecânica ao implante em comparação com o osso esponjoso (Dimitriou e Babis, 2007).

A estabilidade inicial dos implantes foi alcançada neste estudo devido ao tamanho mais pequeno dos orifícios (3 mm), criados no osso, do que o diâmetro dos implantes (3,5 mm), o que resulta num ajuste cirúrgico. Este procedimento é apoiado pelo trabalho de Shalak e Zhao em 2000, que descobriram que quando um orifício ligeiramente mais pequeno do que o diâmetro do implante cria estabilidade inicial. A fratura da tíbia em dois dos animais dos grupos experimentais pode dever-se ao forte movimento imediatamente após a recuperação da anestesia (Al-Ghaban, 2008).

4.3 Exame radiográfico

O exame radiográfico neste estudo demonstrou um contacto aparentemente direto entre o osso e o implante. Além disso, não se verificou qualquer zona radiolúcida ou qualquer reação anormal ao parafuso do implante. No entanto, a ausência de tais zonas não constitui prova de ossointegração, porque a capacidade de resolução óptima da radiografia é de 0,1 mm, ao passo que o tamanho das células dos tecidos moles é de 0,01 mm, pelo que uma zona estreita de tecido fibroso pode não ser detectada pela radiografia (Huang *etal.*, 2009). Além disso, um exame da radiolucência com radiografias simples demonstrou resultar em aproximadamente 2% de diagnósticos falsos positivos de ossointegração inadequada e afrouxamento do implante (Isaacson *et al.*, 2009).

Por outro lado, o exame radiográfico mostra um aumento da espessura do osso cortical nos locais dos implantes experimentais, indicando um aumento da formação e maturação óssea à volta de quase todos os implantes revestidos durante 2, 4 e 6 semanas. Este resultado está de acordo com o estudo efectuado por Hammad *et al.*, 2007 e Jamil, 2011, que observaram um processo de espessamento da cortical, denominado corticalização. Este pode sugerir-se que esta resposta óssea constitui apenas um passo em todo o processo de cicatrização óssea, mesmo na ausência de carga.

4.4 Achados histológicos

Os resultados deste estudo mostraram que a osseointegração pode ser obtida quando os implantes são inseridos num osso vivo e quando é criado um ambiente biológico adequado para a formação óssea. As propriedades osteocondutoras referentes aos contactos ósseos nas superfícies maquinadas dos implantes, tal como observadas histologicamente, resultam principalmente do crescimento ósseo numa direção perpendicular ao implante (Habibovic *et al.*, 2005).

A fixação bem sucedida numa superfície artificial é um pré-requisito para induzir a formação de novo osso localmente no sítio da implantação. As superfícies revestidas com proteínas podem influenciar a biocompatibilidade dos materiais de implante, iniciando e apoiando a osteogénese (Ahmed, 2013).

4.4.1 Uma semana após a implantação

O resultado histológico após uma semana de implantação no implante revestido com amelogenina ilustra a formação de osso tecido com pequenas trabéculas ósseas na área da rosca que seguiu a forma do parafuso. Estes resultados indicam que a amelogenina tem uma boa biocompatibilidade que aumenta a ativação das células precursoras dos osteoblastos na medula óssea e a sua diferenciação numa célula especializada. Este resultado está de acordo com os resultados de Kawana *et al.*, 2002, que verificaram que a formação de novo osso por células mesenquimatosas osteoblásticas já era observada aos 4 dias de pós-operatório, e muitas trabéculas ósseas foram produzidas dentro das cavidades medulares lesionadas aos 7 dias.

Também Schwarz *et al.*, 2004, descobriram que a proteína da matriz do esmalte aumentou a proliferação celular e a viabilidade de osteoblastos humanos em implantes de titânio de uma forma dependente da concentração. Além disso, os resultados de Deshpande *et al.*, 2010, indicaram que as interações entre as fibrilas de colagénio e a amelogenina podem regular a mineralização do fosfato de cálcio, levando à formação de matrizes de cristais minerais organizados associados às fibrilas de colagénio. Estes dados apoiam a hipótese de que a amelogenina pode regular a mineralização das fibrilas de colagénio. A presença de conjuntos de amelogenina pode afetar o processo de mineralização e levar à formação de arranjos de cristais minerais altamente organizados dentro e fora das fibrilas de colagénio.

Outro estudo realizado por Tanimoto *et al.*, 2012, mostrou que as amelogeninas aumentam a mineralização acompanhada pela regulação positiva dos marcadores ósseos nas MSC da medula óssea humana durante a diferenciação osteogénica, sugerindo um certo papel da amelogenina na modulação da diferenciação osteogénica das MSC. Amin *et al.*, 2012, descobriram que o péptido de amelogenina rico em leucina (LRAP), uma isoforma derivada por splicing alternativo na atividade das células formadoras de osso, também foi investigado e o LRAP regulou positivamente a diferenciação osteogénica.

O achado histológico no grupo revestido com própolis após 1 semana de implantação mostrou fios no espaço medular seguindo a forma do parafuso e pequenas trabéculas ósseas. Este resultado está de acordo com os resultados de Al-Molla, 2007, que demonstrou que o própolis aumenta a formação óssea numa semana em comparação com o grupo de controlo.

Milot, 2006, descobriu que a ipriflavona (componente do própolis) estimula a secreção e a síntese de calcitonina da tiroide, além de ajudar na formação óssea. Sabir *et al.*, 2005, mostraram que a própolis estimula a produção do fator de crescimento transformador B1 (TGF-B1) que induz os osteoblastos a fabricar matriz óssea e melhora o processo de mineralização da matriz. Também Ahangari *et al.*, 2012 descobriram que a própolis estimula e aumenta a diferenciação das células estaminais.

Por outro lado, os estudos de Kurtzman, 2007, Morawiec *et al.*, 2013 e Wieckiewicz *et al.*, 2013, investigaram que os extractos de própolis para bochechos, pastas de dentes ou gel à base de extrato de própolis parecem ser um agente promissor, não só para a profilaxia, mas também para o tratamento da parodontite/peri-implantite durante os primeiros 7 dias.

No que diz respeito aos implantes não revestidos, após uma semana de implantação, observou-se tecido conjuntivo embrionário com deposição de fibras de colagénio activas à volta do implante de Ti. Este resultado está de acordo com os resultados de Depprich *et al.*, 2008 e Jamil, 2011, que referiram que, após uma semana de cicatrização, foram observados nalguns locais espaços distintos entre o implante e o osso preenchidos com tecido de regeneração rico em matriz.

4.3.1 Duas semanas após a implantação

Os resultados histológicos do implante revestido com amelogenina após duas semanas de implantação ilustram que as roscas representavam a forma de parafuso com trabéculas ósseas espessas, o que está de acordo com Mitani *et al.*, 2013, que verificaram que a adição de amelogeninas aumentou a atividade da fosfatase alcalina e a secreção de glicosaminoglicanos, o que levou à formação de tecido duro aos 14 dias de cultura, em comparação com o controlo. Também Hoang *et al.*, 2002, investigaram que a amelogenina era responsável pela atividade adesiva das células.

Um outro estudo efectuado por Haze *et al.*, 2009, mostrou que, durante as duas primeiras semanas após o tratamento, a amelogenina humana recombinante (rHAM) induziu um recrutamento e uma proliferação substanciais de células osteoblásticas, o que, por sua vez, provocou uma regeneração significativa do osso.

Após duas semanas de implantação, os achados histológicos do implante revestido com própolis revelaram que as roscas seguiram a forma de parafuso com trabéculas ósseas espessas, este resultado concordou com Satue *et al.*, 2012, que sugeriram que os flavonóides (componente da própolis) são antioxidantes naturais que influenciam positivamente o metabolismo ósseo e os compostos flavonóides, promovem a diferenciação dos osteoblastos e também inibem a osteoclastogénese. Também este achado concorda com Altan *et al.*, 2013, que descobriram que o uso de própolis pode acelerar a formação de novo osso na sutura expandida em ratos após 12 dias de retenção mecânica.

Os resultados histológicos do implante de Ti não revestido na tíbia de coelho após duas semanas de implantação mostraram osso tecido, com formação de poucas trabéculas ósseas finas na área da rosca. Estas conclusões são apoiadas pelos resultados de Depprich *et al.*, 2008 e Niehaus *et al.*, 2009, que encontraram formação óssea na área da rosca dos parafusos de controlo no 14º dia. Também Al-Ghaban , 2008 verificou que a inserção de implantes de titânio em tíbias de coelhos saudáveis induz a formação de osso tecido imaturo às segundas semanas de implantação.

4.3.2 . Quatro e seis semanas após a implantação

Os resultados histológicos do implante revestido com amelogenina após 4 semanas de implantação mostraram tecido ósseo calcificado que preencheu a rosca no local do implante, o que está de acordo com os resultados de Haze *et al.*,2007, que descobriram que a amelogenina tem um papel na indução da osteogénese e na inibição da osteoclastogénese em 28 dias de cicatrização óssea. Também Alkais, 2008, investigou que a atividade morfogénica óssea da amelogenina se deve principalmente a uma das suas subproteínas e este estudo indica que o tratamento de defeitos ósseos com amelogenina resulta numa aceleração significativa do processo de cicatrização e principalmente da formação de novo osso.

Foram observadas roscas ósseas maduras com aspeto de osteon no local do implante revestido com amelogenina após 6 semanas de pós-operatório. Este facto está de acordo com Hatakeyama *et al.*, 2003, que sugerem que a amelogenina tem um papel crucial nos processos de desenvolvimento e remodelação óssea após 4 e 6 semanas. Também concordam com Birang *etal.*, 2012, que descobriram que os estudos in vitro e in vivo documentaram que as proteínas amelogenina têm um efeito potencial osteogénico, que é formado por 90% do emdogain, que formou osso lamelar após 6 semanas de pós-operatório em comparação com o grupo de controlo.

Os resultados histológicos do implante revestido com própolis após 4 semanas de implantação mostram trabéculas ósseas espessas com aparência de osteon e formação de osso maduro após 6 semanas de implantação. Este resultado está de acordo com Sabir *et al.*, 2005, que encontraram formação parcial de ponte de tecido duro após 4 semanas com própolis.

A própolis não só diminuiu a apoptose como também aumentou a atividade metabólica e a proliferação das células PDL (Gjertsen *et al.*, 2011). O flavonoide, que pode ser encontrado em frutas cítricas, aparentemente pode agir para aumentar a formação local de osso novo, possivelmente sendo usado como um material de enxerto ósseo (Wong e Rabie, 2006). Uma grande parte destas moléculas de flavonóides parece ter os seus efeitos no osso através de uma atividade semelhante à dos estrogénios, pelo que foram denominadas fitoestrogénios. Embora a maioria dos efeitos dos flavonóides seja na prevenção da reabsorção. Foi demonstrado que os flavonóides são capazes de estimular a formação de novo osso e, por conseguinte, podem ser considerados agentes anabólicos (Vaya e Tamir, 2004).

Também os estudos de Toker *et al.*, 2008 e Toker *et al.*, 2009, fornecem evidências morfológicas e histológicas de que a própolis previne a perda óssea alveolar no modelo de rato. Além disso, este resultado está de acordo com Al-Molla, 2007, que verificou que a própolis obteve a pontuação mais elevada nos critérios de cicatrização óssea em comparação com outros grupos em intervalos de 4 e 6 semanas.

O implante não revestido com um intervalo de 4 semanas mostrou roscas com trabéculas ósseas finas e tecido fibro-reticular entre elas. Este facto está de acordo com os resultados obtidos por Yoshinari *et al.*, 2002, que verificaram que as micrografias das interfaces implante-osso após 4 semanas de implantação revelaram um crescimento de tecido ósseo na superfície do implante. No geral, a resposta óssea aos diferentes implantes foi semelhante. O novo osso estava em contacto direto com a superfície do implante sem a presença de camadas intermédias de tecido fibroso.

A vista microscópica do grupo não tratado após 4 semanas pós-implantação mostrou osso tecido na área da rosca, seguindo a forma do parafuso, o que está de acordo com o estudo efectuado por Ali e Dahmoush, 2012.

Os resultados histológicos do implante não revestido após 6 semanas de implantação revelaram osso imaturo espesso na área da rosca. Este resultado está de acordo com Buchter *et al.*, 2006, que encontraram um contacto íntimo entre as trabéculas esponjosas e a superfície do implante no corpo dos implantes.

Também Depprich *et al.*, 2008, verificaram que no período de cicatrização próximo das 6 semanas, o contacto íntimo do osso com a superfície do implante era evidente. No entanto, a barreira resultante do intervalo original ainda era visível, com muitos osteoblastos a colmatar o intervalo.

De acordo com o nosso conhecimento, não existia nenhum estudo anterior sobre a combinação de amelogenina e implante revestido a própolis, pelo que este estudo é considerado o primeiro. Os resultados desta combinação ilustram a melhoria da formação óssea à volta dos implantes de titânio através da formação de trabéculas ósseas a partir da primeira semana e da formação de osso maduro na rosca com um intervalo de 6 semanas.

4.5 Avaliação imunohistoquímica

4.5.1 Osteocalcina (OC)

Sabe-se que os osteoblastos sintetizam e segregam proteínas extracelulares não colagénicas da matriz óssea, como a OC. Estas proteínas da matriz não colagénica são conhecidas por desempenharem um papel importante no processo de mineralização da matriz óssea (Aubin *et al.*, 2000, Haley *et al*, 2013). Estas proteínas da matriz óssea provaram ser marcadores osteogénicos particularmente úteis (Sodek *et al.*, 2000; Jamil, 2011).

Os dados actuais sugerem um possível papel da osteocalcina na regulação metabólica do organismo e é considerada uma proteína pré-osteoblástica ou de construção óssea segregada pelos osteoblastos, pelo que é frequentemente utilizada como biomarcador do processo de formação óssea (AL-Zubaydi *et al.*, 2011).

A amelogenina e o própolis melhoram a diferenciação das células estromais mesenquimais em pré-osteogénicas que segregam OC e são expressas por osteoblastos. Este estudo ilustra a expressão positiva de OC em osteoblastos mitóticos activos e células progenitoras em todos os grupos revestidos a titânio e negativa no grupo não revestido com um intervalo de uma semana. Esta expressão aumentou nas 2 semanas após a implantação e depois diminuiu com o tempo. Este resultado está de acordo com Novaes *et al.,* 2010, que referiram que a osteocalcina, como um dos indicadores importantes da diferenciação osteogénica e da formação de tecido ósseo, demonstrou ser expressa a níveis mais elevados em superfícies de titânio modificadas.

A expressão de osteocalcina foi moderada no intervalo de uma semana nos grupos revestidos com A e revestidos com AP, o que está de acordo com Du *etal.*,2005, que verificou que a expressão de osteocalcina no osso recém-formado em titânio aumentou com a adição de amelogenina de 10 ng/mL a 1000 ng/mL e foi significativamente diferente dos valores de controlo após 8 e 12 dias. Vários estudos mostraram um aumento dos níveis de osteocalcina e da atividade da fosfatase alcalina após o tratamento com amelogenina humana recombinante em muitos tipos de células (Iwata et al., 2002, Viswanathan et al., 2008), o que apoia as nossas observações.

A coloração imuno-histoquímica com anticorpo monoclonal OC com um intervalo de 2 semanas mostrou uma forte expressão positiva de OC nos implantes revestidos com amelogenina e amelogenina-propolis e uma expressão negativa no grupo não revestido. A osteocalcina é um marcador específico dos osteoblastos, estando espacialmente confinada aos osteoblastos que estão ativamente a depositar novo osteoide ou a remodelar o osso (Paccione *et al.*, 2001). O fator de crescimento transformador B-1 induz os osteoblastos a fabricar matriz óssea e melhora o processo de mineralização da matriz, aumentando assim a produção e a expressão da osteocalcina (Gartner & Hiatt, 2001).

No que diz respeito à expressão negativa do implante de titânio não revestido após 2 semanas de pós-operatório, este facto está de acordo com o estudo de Trombelli *et al.,* 2008, que utilizou os anticorpos contra a osteocalcina, para osteoblastos e osteócitos. No grupo de controlo, a densidade de células positivas aumentou de 4 semanas para 6-8 semanas. Também concordam com Isaac *et al.,* 2010, que mostraram padrões de expressão genética semelhantes aos do OC, com um aumento significativo da expressão após os 15 dias de cultura para superfícies de titânio de controlo.

Além disso, a expressão do ARNm do CO é detectada numa fase posterior da diferenciação dos osteoblastos. A investigação de ratos ovariectomizados demonstrou que a expressão do ARNm da CO era elevada quando o turnover ósseo aumentava. Por conseguinte, o aumento da expressão do gene OC pode ser interpretado como o resultado de um maior número de osteoblastos diferenciados ou de uma maior atividade dos osteoblastos, conforme demonstrado por Park *et al.,* 2012.

Por outro lado, verificou-se uma redução da expressão da OC com o tempo nos três grupos experimentais e um aumento da expressão no grupo sem revestimento. Este resultado está de acordo com Ivanovski *et al.,* 2000 e Reinhardt *et al.*, 2005, que afirmam que, devido à sua acumulação progressiva na matriz óssea em maturação, a osteocalcina representa um marcador tardio da formação óssea. De facto, pode ser observada uma maior expressão de células positivas para osteocalcina na matriz óssea madura do que no osso recém-formado.

4.5.2 Colagénio I (COLL I)

O colagénio compreende aproximadamente 90% a 95% do componente orgânico do osso (Joseph *et al.,* 2003). Sabe-se que os osteoblastos sintetizam e segregam colagénio tipo I e que este é um marcador dos pré-osteoblastos (Sodek *et al.,* 2000).

O colagénio I foi expresso de forma positiva nos osteoblastos mitóticos activos, osteócitos e células progenitoras em todos os grupos experimentais e de forma negativa no grupo não revestido com um intervalo de uma semana. Esta expressão diminuiu depois com o tempo nos grupos revestidos e aumentou no grupo não revestido. Este resultado é corroborado por Du *et al.*, 2005, que investigaram a expressão genética de um marcador de diferenciação de osteoblastos em BMSCs na presença de amelogenina através de PCR quantitativo. O compromisso das BMSCs com a diferenciação osteogénica foi demonstrado pela expressão de colagénio tipo I, que é considerado um marcador específico da linhagem de diferenciação osteoblástica, e é significativamente diferente dos valores de controlo após 8, 12 e 16 dias.

Também um estudo de David *et al.*, 2006, mostrou que as células progenitoras foram recolhidas após 4 horas para determinar a fixação, após 24 horas para determinar a proliferação e após 7, 14, 21 e 28 dias para determinar a diferenciação, utilizando a reação em cadeia da polimerase com transcrição reversa (RT-PCR). A amelogenina e a ameloblastina tiveram um efeito pequeno, mas estatisticamente significativo, na expressão do colagénio tipo I, no aumento da fixação e da proliferação das células PDL. A amelogenina e a expressão genética foram avaliadas. Os resultados mostraram que os marcadores ósseos comuns, como o colagénio tipo I, foram significativamente aumentados (Yamano *etal.*, 2012).

Os estudos in vitro demonstraram que o ARNm do colagénio tipo I é expresso durante o período inicial de proliferação e biossíntese da matriz extracelular, uma vez que se coloca a hipótese de que a expressão aumentada de marcadores osteogénicos in vitro conduz a uma formação óssea mais rápida na interface osso-biomaterial in vivo (Muller-Mai *et al.*, 2000, Vogel *et al.*, 2001, Wilmowsky *et al.*, 2012).

A homeostase óssea é mantida por uma delicada ação integrada de osteoblastos, osteócitos e osteoclastos. A formação óssea pode ser impulsionada por factores como as proteínas morfogenéticas ósseas, citocinas e factores de crescimento, que induzem a diferenciação de células precursoras no fenótipo osteoblástico (Hughes *et al.*, 2006, Sims e Gooi, 2008, Datta *et al.*, 2008).

Os osteócitos expressam fortemente COLL1 no intervalo de 1 semana para os grupos experimentais e no intervalo de 6 semanas para o grupo não revestido. Isto está de acordo com Katagiri *et al.*, 2002 e Bonewald, 2007, que afirmaram que, uma vez diferenciados, os osteoblastos produzem várias proteínas, como o colagénio de tipo I (COLI), a osteocalcina (OCN) e a fosfatase alcalina (ALP), que irão gerar osso recém-formado e, em seguida, sofrer diferenciação sob um fenótipo de osteócito, pelo que o COLL1 é um marcador ósseo associado à diferenciação de osteócitos.

Também concordam com Du *et al.*, 2005, que descobriram que a PCR em tempo real mostrou um aumento significativo ($p < 0,05$) na expressão de colagénio tipo I, fosfatase alcalina e osteocalcina das células cultivadas em titânio com um compósito de apatite/amelogenina, em comparação com as células cultivadas num revestimento de titânio puro ou apenas de apatite. O revestimento biomimético que promove a adesão celular e a diferenciação de osteoblastos pode ter um grande potencial para futuras aplicações dentárias e biomédicas.

Wen e Moradian-Oldak, em 2003, referiram que a amelogenina causava a modulação dos cristais de apatite nucleados num vidro bioativo (Bioglass) *in vitro*. Aqui, os efeitos da amelogenina na morfologia do crescimento de cristais de fosfato de cálcio nucleados numa superfície de titânio.

Reseland *et al.*, 2006, observaram que as amelogeninas, sob a forma de derivado da matriz de esmalte EMD, tinham um efeito positivo nos factores envolvidos na mineralização *in vitro*, provocando um aumento da expressão de colagénio tipo 1 no meio de cultura.

Este estudo mostrou que a expressão de colagénio I aumentou na primeira semana pós-operatória no implante revestido a própolis. Este resultado está de acordo com AL-Molla *et al.*, 2010.

A própolis contém elementos como o ferro e o zinco, que são importantes para a síntese do colagénio (Parolia *et al.*, 2010).

Al-Waili *et al.*,2011 relataram que a Própolis era capaz de estimular a produção de (TGF)-beta1 & a síntese de colagénio, aumentando assim a expressão de COLL1.

Conclusões e sugestões

5.1 Conclusões

O presente estudo concluiu o seguinte:

1- A amelogenina é um passo na direção da melhoria da remodelação óssea, criando uma superfície para a adesão e proliferação de células que promovem a osseointegração.

2- Os implantes revestidos com própolis podem melhorar significativamente a formação óssea, a maturação e a mineralização na interface osso-implante em comparação com o titânio comercialmente puro não revestido.

3- A mistura de própolis bioinerte com um material biológico (proteína amelogenina) provou aumentar a bioatividade do produto e promover as propriedades mecânicas do implante, melhorando a osseointegração durante o período de cicatrização.

4- Os marcadores de osteocalcina e colagénio1, considerados indicadores importantes da diferenciação osteogénica e da formação de tecido ósseo, demonstraram expressar-se a níveis mais elevados nas superfícies de titânio modificado, especialmente nos primeiros períodos de cicatrização.

5- O exame radiográfico mostra um aumento da espessura do osso cortical à volta de quase todos os locais de implantes revestidos, indicando um aumento da formação e maturação óssea.

5.2 Sugestões

1- Estudo tomográfico dos detalhes ultra-estruturais relacionados com a interface osso-implante utilizando o microscópio eletrónico de varrimento.

2- Utilização de um dispositivo minitomo para cortar o osso e o implante de titânio para evitar qualquer perda de tecido de interface do implante que se tenha perdido no processo de descalcificação.

3- Utilizando outros anticorpos monoclonais e comparando-os com o presente estudo (como a fosfatase alcalina específica do osso e o fator de crescimento transformador).

4- Estudo experimental utilizando amelogenina e própolis em alvéolos de dentes extraídos com o objetivo de minimizar os sintomas associados ao processo de cicatrização.

Referências

Abba A e Superina M. A avaliação da lista vermelha do tatu 2009/2010. Edentata, 2010; 11: 135-184.
Abrahamsson I, Zitzmann N, Berglundh T, Linder E, Wennerberg A e Lindhe J. A ligação da mucosa a implantes de titânio com diferentes caraterísticas de superfície: um estudo experimental em cães. J Clin Periodontol, 2002;29:448-455
Abtahi J, Tengvall P, Aspenberg P. Um revestimento de bifosfonato melhora a fixação de implantes metálicos no osso humano. Um ensaio aleatório de implantes dentários. Bone, 2012; 50: 1148-1151.
Abtahi J, Tengvall P, Aspenberg P. O revestimento de bisfosfonato pode melhorar a fixação de implantes dentários na maxila: um estudo piloto. Int J Oral Maxillofac Surg, 2010; 39: 673-677.
Aggarwal A e Pittenger MF. Human mesenchymal stem cells modulate allogenc immune cell rsponses. Blood, 2005;105(4)18156-1822.
Aggrey S. Logistic nonlinear mixed effects model for estimating growth parameters (Modelo logístico não linear de efeitos mistos para estimar parâmetros de crescimento). Poultry Science, 2009; 88:276-280.
Ahangari Z, Naseri M e Torkaman M. Efeito da própolis na regeneração da dentina e o papel potencial das células estaminais da polpa dentária em cobaias. Cell J, 2012; 13(4) :223-228.
Ahmed G. Abordagem bioinspirada para a fuccionalização de implantes dentários: Um estudo experimental que avalia o efeito do hialuronato como revestimento bioativo de implantes. J American Science, 2013;9(11).
Al-Ghaban N. Efeitos da osteoporose induzida por glucocorticóides na osseointegração de implantes de titânio em coelhos (estudo histológico e histomorfométrico). Tese de doutoramento, Faculdade de Medicina Dentária, Universidade de Bagdade, 2008.
Alghamdi H, Cuijpers V, Wolke J, Beucken J e Jansen J. Implantes orais revestidos com fosfato de cálcio promovem a osteointegração na osteoporose. J Dental Research, 2013.
Al-Ghani B, Al-Hijazi A e AL-Zubaydi T. Investigação imunohistoquímica in vivo da deposição óssea na superfície do implante de Ti revestido a colagénio. J Bagh College Dentistry, 2011; 23.
Al-Habib S. Avaliação da interface osso-implante de implantes dentários de titânio comercialmente puro e de liga Ti6Al7 Nb (estudo experimental em coelhos). Tese de doutoramento, Faculdade de Medicina Dentária, Universidade de Bagdade, 2005.
Al-Hijazi A, Al-Zubaydi T e Mahdi E. Deteção imunohistoquímica para avaliar o papel biológico dos implantes de Ti revestidos por uma combinação de proteína de fibronectina e hidroxiapatita (EPD) (estudo in vivo). J Bagh College Dentistry, 2012; 24(2).
Ali Z e Dahmoush H. Própolis versus Daktarin na cicatrização de feridas da mucosa. Life Science J, 2012;9(2).
Aliyazicioglu Y, Deger O, Ovali E, Barlak Y, Hosver I, Tekelioglu Yand Karahan S. Effects of Turkish pollen and propolis extracts on respiratory burst for K-562 cell lines. Int Immunopharmacol, 2005;5:1652-1657.
Alkais R. Melhoria da indução óssea após a implantação da proteína amelogenina e da sua subproteína ativa. Faculdade de Medicina Dentária de Bagh, 2008; 20(1).
Al-Molla B, Saeed S e al-Sundok T. Os efeitos da própolis iraquiana nos defeitos ósseos artificiais na mandíbula do coelho. kufa med J, 2010.
Al-Molla B. Os efeitos da própolis iraquiana nos defeitos ósseos artificiais na mandíbula do coelho. Tese de mestrado, Faculdade de Medicina Dentária, Universidade de Bagdade, 2007.
Al-Nema M. Estudo da análise química, de algumas propriedades físicas, dos efeitos microbiológicos, da biocompatibilidade e da microinfiltração de um novo material de preenchimento de canais radiculares composto por própolis iraquiana, cera de abelha e vanilina. Tese de doutoramento, Faculdade de Medicina Dentária, Universidade de Bagdade, 2006.
Altan B, Kara I, Nalcaci R, Ozan F, Erdogan S, Ozkut M and Inan **S.** Systemic propolis stimulates new bone formation at the expanded suture A histomorphometric study. Angle Orthodontist, 2013; 83(2).
AL-Waili N, Al-Ghamdi A, Ansari M, Al-Attal Y e Salom K. Efeitos sinérgicos do mel e da própolis em relação aos isolados de Staphylococcus Aureus, Escherichia Coli e Candida

Albicans multirresistentes a medicamentos em culturas únicas e polimicrobianas. Inte J Medical Sciences, 2012; 9(9):793-800.
Al-Waili N, Salom K, Butler G e Al Ghamdi A. Honey and microbial infections: a review supporting the use of honey for microbial control. J Med Food, 2011;14(10):1079-1096.
AL-Zubaydi T, Al-Hijazi, e Al-Ghani B. Estudo in vivo do efeito do implante revestido com proteína de colagénio em comparação com implantes revestidos com uma mistura de zircónia parcialmente estabilizada e colagénio na osteointegração. J Bagh College Dentistry, 2011; 23 (edição especial).
Ambekar R, Chittenden M, Jasiuk I e Toussaint K. Quantitative secondharmonic generation microscopy for imaging porcine cortical bone: comparison to SEM and its potential to investigate age-related changes. Bone , 2012; 50:643-650.
Amin H, Olsen I, Knowles J e Donos N. Efeito Diferencial dos Péptidos de Amelogenina na Diferenciação Osteogénica In Vitro: Identificação de Possíveis Novos Medicamentos para a Reparação e Regeneração Óssea. Tissue Engineering Part A, 2012; 18(11-12): 1193-1202.
Arslan S, Silici S, Percin D, Koc A e Ozgur E. Atividade antimicrobiana da própolis de choupo sobre os estreptococos mutans e o desenvolvimento de cáries em ratos. Turk J Biol, 2012; 36:65-73
Arvidson K, Abdallah B, Applegate L, Baldini N, Cenni E, Gomez-Barrena E, Granchi D, Kassem M, Konttinen Y, Mustafa K, Pioletti D, Sodek J e Cheifitz S. Molecular regulation of osteogenesis. In: comparação de partículas de vidro bioactivas em coelhos. Biomaterials, 2011;22:357-62.
Atieh M, Ibrahim H e Atieh A. Platform switching for marginal bone preservation around dental implants: Uma revisão sistemática e meta-análise. J Periodontol , 2010;81:1350-1366.
Aubin JE. Diferenciação de células osteogénicas. In: Davies JE. Bone engineering, 2000; 19-30.
Bai X, Lu D, Bai J, Zheng H, Ke Z e Li X. O stress oxidativo inibe a diferenciação osteoblástica das células ósseas por ERK e NF-kappaB. Biochem Biophys Res Commun, 2004;314:197-207.
Bao C, Teo E, Mark K, Liu Y, Choolani M e Chan J. Avanços na Engenharia de Tecidos Ósseos. Capítulo 6, 2013.
Basi D, Hughes P, Thumbigere-Math V, Sabino M, Mariash A, Lunos S, Jensen E e Gopalakrishnan R. Matrix metalloproteinase- 9 expression in alveolar extraction sockets of zoledronic acid-treated rats. J Oral Maxillofac Surg, 2011; 69:2698-2707
Belem A, Scombatti S, Martins R, Yamashina K, lezzi G e Piattelli A. Influência das superfícies dos implantes na osseointegração. Braz Dent J, 2010; 21(6): 471481.
Bentmann A, Kawelke N, Moss D, Zentgraf H e Nakchbandi I. Circulating fibronectin affects bonematrix, whearas osteoblast fibronectin modulates osteoblast function. J Bone and Mineral Res, 2009,25(4):706-715.
Birang R, Tavakoli M, Shahabouei M, Torabi A, Dargahi A e Soolari A. Investigação da cicatrização óssea peri-implantar utilizando plasma autólogo rico em factores de crescimento na mandíbula de caninos após 12 semanas: Um Estudo Piloto.The Open Dentistry J, 2011; 5.
Bonewald L. Osteocytes as dynamic multifunctional cells of growth factors and cytokines on osteoblast differentiation. Periodontol, 2007; 41: 48-72.
Bonewald L. The Amazing Osteocyte. Journal of Bone and Mineral Res, 2011;26: 229-238.
Bougas K, Jimbo R, Xue Y, Mustafa K e Wennerberg A. O agente de revestimento de implantes promove a expressão genética de marcadores osteogénicos em ratos durante a osteointegração precoce. Inter J Biomaterials,2012; 9.
Brown D, Chumakina M e Corbett G. Canonical morphology and syntax (Morfologia e sintaxe canónicas). Oxford: Oxford University Press, 2013.
Buchter A, Joos U, Wiesmann H, Seper L e Meyer U. Avaliação biológica e biomecânica da reação da interface em implantes cónicos do tipo parafuso. Head & Face Medicine, 2006; 2:5.
Burcu A, Isa M, Ruhi N, Fatih O, Serif M, Mahmut M, e Sevinc I. A própolis sistémica estimula a formação de novo osso na sutura expandida. The Angle Orthodontist, 2013; 83(2):286-291
C
Camilleri S e McDonald F. Runx2 e desenvolvimento dentário. Orthod Craniofac Res,2006;114(5):361-373.
Canoville A and Laurin M. Evolution of humeral microanatomy and lifestyle in amniotes, and some comments on palaeobiological inferences. Biological J Linnean Society, 2010; 100: 384-

406.
Caoa T, Henga B, Yea C, Liua H, Toha W, Robsonb P, Lib P e Hong Y. A diferenciação osteogénica em corpos embrionários humanos intactos resulta num aumento acentuado da secreção de osteocalcina após 12 dias de cultura in vitro e na formação de estruturas morfologicamente distintas semelhantes a nódulos Tissue and Cell, 2008; 37(4): 325334.
Carbonare L,Valenti F,Zanata M,Zenari S,Realdi G,Cascio V,and Giannini S. Bone microartichture evaluated by histomorphometry.Bone, 2005;19:385-23.
Cetin E,Silici S, Cetin N and Guclu B. Effects of diets containing different concentrations of propolis on hematological and immunological variables in laying hens. In Poultry Science, 2010; 89: 1703-1708.
Chai L, Ang E, Pavlos N, Yip K, Steer J, Joyce D, Zheng M e Xu J. O éster fenetílico do ácido cafeico, um componente natural da própolis de abelha, induz a apoptose dos osteoclastos e atenua a osteoclastogénese através da supressão da atividade de NF-KB e NFAT induzida por rankl. ANZBMS, Reunião Científica Anual. 2005.
Choudhari M, Punekar S, Ranade R e Paknikar K. Atividade antimicrobiana da própolis de abelha sem ferrão (Trigona sp.) utilizada na medicina popular do Maharashtra Ocidental. India J Ethnopharmacol, 2012; 141(1):363-367
Clemens T e Karsenty G. The osteoblast: an insulin target cell controlling glucose homeostasis. J Bone Miner Res, 2011; 26: 677-680.
Cochran D, Bosshardt D e Grize L. Resposta óssea a implantes carregados com dismetros implante-pilar não coincidentes na mandíbula do canino. J Periodontal, 2009;80:609-617.
Cochran D, Jackson J e Bernard J. Um estudo prospetivo multicêntrico de 5 anos de implantes de titânio de carga precoce com uma superfície jacteada e gravada com ácido. Int J Oral Maxillofac Implants, 2011;26: 1324-1332.
Cochran D, Mau L, Higginbottom F, Wilson T, Bosshardt D, Schoolfield J e Jones A. Dimensões histológicas dos tecidos moles e duros em torno de implantes dentários no canino restaurados com pilares de diâmetro mais pequeno: Uma mudança de paradigma na biologia peri-implantar. Int J Oral Maxillofac Implants, 2013;28:494-502.
Coelho P, Granato R e Marin C. O efeito de diferentes macrogeometrias de implantes e tratamento de superfície na fixação biomecânica precoce: Um estudo experimental em cães. J Mech Behav Biomed Mater, 2011;4.
Cristina B, Paunescu G, Popa D e Badita A. Alteração de algumas actividades de enzimas antioxidantes em folhas de variedades de trigo tolerantes à seca de Oltenia durante os estádios vegetativos. Boletim UASVM Agricultura, 2008; 65:1843-5246.
Cubo J, Legendre P, de Ricqle's A, Montes L e Margerie E. Phylogenetic, functional, and structural components of variation in bone growth rate of amniotes. Evolution & Development,2008; 10: 217-227.
Curtin A, MacDowell A, Schaible E e Roth V. Comparação histológica não invasiva dos padrões de crescimento ósseo entre elefantídeos neonatais fósseis e existentes utilizando microtomografia de raios X por radiação sincrotrão. J Vertebrate Paleontology, 2012; 32: 939-955.

D

Das K, Bose S e Bandyopadhyay A.Surface modifications and cellmaterials interactions with anodized Ti. Ata Biomaterial, 2007; 573-585.
Datta H, Ng W, Walker J, Tuck S e Varanasi S. The cell biology of bone metabolism (A biologia celular do metabolismo ósseo). J Clin Pathol, 2008; 61:577-587.
Daugsch A, Moraes C, Fort P e Park Y. Própolis vermelha brasileira - composição química e origem botânica. Evid Based Complement Alternat Med, 2008;5:435-441.
David M, Chen L, Hsu Z, Reyna J, Caton J e Bringas P. A amelogenina e a ameloblastina apresentam uma atividade semelhante à do fator de crescimento nas células do ligamento periodontal. Eur J Oral Sci, 2006;114 (1):244-253; discussão 254-256, 381-382.
Davies j. Bone bonding at natural and biomaterial surfaces . Biomaterials, 2007; 28:5058-5067.
Davies J. Understanding peri-implant endosseous healing (Compreender a cicatrização endóssea peri-implantar). Journal of Dental Education, 2003; 67: 932-949.
Depprich R, Zipprich H, Ommerborn M, Naujoks C, Wiesmann H, Kiattavorncharoen S, Lauer H, Meyer U, Kubler N e Handschel J. Osseointegração de implantes de zircónia em comparação com titânio: um estudo in vivo. Head & Face Medicine, 2008; 4:30.

Deshpande A, Fang P e Beniash E. Amelogenin-Collagen Interactions Regulate Calcium Phosphate Mineralization in Vitro. J Biol Chem, 2010; 285(25):19277-19287.
Dimitriou R e Babis G.Biomaterial osseointegration Enhancement with biophysical stimulation. Musculoskelet Neuronal Interact, 2007; 7(3):253-265.
Du C, Schneider G, Zaharias R, Abbott C, Seabold D, Stanford C e Moradian-Oldak J. O revestimento de apatite/Amelogenina em titânio promove a expressão de genes osteogénicos. J Dent Res,2005; 84(11):1070-1074.
Du C, Falini G, Fermani S, Abbott C e Moradian-Oldak J. Montagem supramolecular de nanoesferas de amelogenina em microfitas birrefringentes. Science, 2005; 307: 1450-1454.
Dunsmore R, Bonito V and Frazer T. Potential inhibitors to recovery of Acropora palmata populations in St. John, U.S. Virgin Islands. Mar Ecol Prog Ser, 321:123-132.
Emile L e Walter F.Medical physiology: acellular and molecular approach. Philadelphia: Saunders. 2nd ed. 2005;1089-1091.
F
Farooqui T e Farooqui A. Molecular Mechanism Underlying the Therapeutic Activities of Propolis: A Critical Review. Curr Nutr Food Sci, 2010; 6: 188-199.
Ferro F. Diferenciação in vitro de células estaminais derivadas de tecido adiposo numa estrutura tridimensional de botões dentários. Am J Pathol, 2011; 178: 2299-2310.
Foster B, Nociti F e Somerman M. The Rachitic Tooth .endocrin reviews,2013.
Frisardi G, Barone S, Razionale A, Paoli A, Frisardi F, Tullio A, Lumbau A e Chessa G. Biomecânica do fenómeno press-fit em implantologia dentária: uma análise de elementos finitos baseada em imagens. Head & Face Medicine, 2012; 8:18.
G
Galal A, Abd el-motaal A, Ahmed A, zaki T. Productive performance and immune response of laying hens as affected by dietary propolis. Tissue Eng 2008; 12(11): 3067-3073.
Gartner L e Hiatt J. Color Textbook of Histology, 2nd ed. 2001.
Gencay C, Kilicoglu S, Kismet K, Kilicoglu B, Erel S, Muratoglu S, SunayA, Erdemli E e Akkus M. Effect of honey on bacterial translocation and intestinal morphology in obstructive icterice. World J Gastroenterol, 2008;14:3410-3415.
Geng-Sheng C, Yu C, Kun W, Fang-Rong D e Ning L. As modificações epigenéticas repressivas, mas não activadoras, são aberrantes no cromossoma X inativo em bovinos clonados vivos. Growth Differ, 2009; 51, 585-594.
Gjertsen A, Stothz K e Neiva K. Effect of propolis on proliferation and apoptosis of periodontal ligament fibroblasts (Efeito da própolis na proliferação e apoptose de fibroblastos do ligamento periodontal). Oral Surg Oral Med Oral Pathol Oral Radiol Endod, 2011; 112 (6): 843-848.
Gordon L , Mansh M , Kinsman H e Morris A. Xenopus sonic hedgehog guia os axónios da retina ao longo do trato ótico. Xenbase, 2010;1:239.
Goyal N, Priyanka e Kaur R. Effect Of Various Implant Surface Treatments On Osseointegration - A Literature Review (Efeito de vários tratamentos de superfície de implantes na osteointegração - uma revisão da literatura). HTML,2012; 4(1): 154157.
Granchi D, Ochoa G e Leonardi E. Padrões de expressão de genes relacionados com a diferenciação osteogénica de células estaminais mesenquimais derivadas da medula óssea durante a expansão ex vivo. Tissue Eng Part C Methods, 2010; 16: 511-524.
Guan H, Staden R Loo Y e Meredith N. Influência dos parâmetros do osso e do implante dentário na distribuição do stress na mandíbula. Int J Oral Maxillofac Imp, 2009;24(5):866-876.
Guney A, Karaman I, Mithat M, Yerer M. Efeitos da própolis na cicatrização de fracturas: um estudo experimental. Phytother Res, 2011;25:1648-1652
H
Habibovic P, Li J, van der Valk C, Meijer G, Layrolle P, van Blitterswijk C e Groota K. Biological performance of uncoated and octacalcium phosphate- coated Ti6Al4V. Biomaterials, 2005; 26:23-36.
Haley S, Gulliver K, Baldassarre R, Miller S, Lane R e Moyer-Mileur L. A intervenção de estimulação tátil e cinestésica (TKS) melhora os resultados no osso de ratos desmamados num modelo de stress neonatal. J Musculoskelet Neuronal Interact, 2013; 13(2):157-165
Hammad T, Al-Ameer S, Al-Zubaydi T. Avaliação histológica e mecânica de implantes dentários Ti-6Al-7Nb de deposição biocerâmica electroforética, tese de doutoramento Faculdade de Medicina Dentária, Univ. de Bagdade 2007.

Hartmann C. Transcriptional networks controlling skeletal development (Redes transcricionais que controlam o desenvolvimento do esqueleto). Curr Opin Genet Dev, 2009; 19: 437-443.
Harwod P, Newman J e Michael A. Atualização sobre a consolidação e não consolidação de fracturas. Ortopedia e Traumatologia, 2010; 24: 9-23.
Hatakeyama S. Estabelecimento de linhas celulares epiteliais dentárias humanas que expressam ameloblastina e enamelina por transfecção de cDNAs hTERT e cdk4. J Oral Pathol Med, 2011; 40: 227-234.
Hatakeyama J, Sreenath T e Hatakeyama Y. O ativador do recetor da via osteoclastogénica mediada pelo ligando do fator nuclear-kappa B é elevado em ratinhos sem amelogenina. J Biol Chem, 2003;278:35743-35749.
Hayashi M, Jimbo R e Lindh L. Caracterização in vitro e respostas de osteoblastos a superfícies nanoestruturadas fotocatalíticas revestidas com TiO2. Ata Biomater, 2012; 8:2411-2416.
Haze A, Taylor A, Blumenfeld A, Rosenfeld E, Leiser Y, Dafni L, Shay B, Gruenbaum-Cohen Y, Fermon E, Haegewald S, Bernimoulin J e Deutsch D. Amelogenin expression in long bone and cartilage cells and in bone marrow progenitor cells. Anat Rec, 2007; 290: 455-460.
Haze A, Taylor A, Haegewald S, Leiser Y, Shay B, Rosenfeld E, Gruenbaum-Cohen Y, Dafni L, Zimmermann B, Heikinheimo K, Gibson C, Fisher L, Young M, Blumenfeld A, Bernimoulin J e Deutsch D. Regeneração do osso e do ligamento periodontal induzida por amelogenina recombinante após periodontite. Journal of Cellular and Molecular Medicine, 2009; 13: 1110-1124.
He P, Zhang Y, Kim S, Radlanski R, Butcher K e Schneider R. Diferenciação de ameloblastos no dente humano em desenvolvimento: efeitos das matrizes extracelulares.Matrix Biol, 2010;29:411-419.
Hellner M, Winter D, Georgi R e Munsted T. Apiterapia: uso e experiência em apicultores alemães, eCAM ,2008;5(4): 475-479.
Hernandez-Gil I, Alobera-Gracia M, Pingarron M e Jerez L. Bases fisiológicas da regeneração óssea I. Histologia e fisiologia do tecido ósseo. Med Oral Patol Oral Cir Bucal, 2006; 11: E47-E51
Hoang A, Klebe R, Steffensen B, Ryu O, Simmer J, Cochran D. A amelogenina é uma proteína de adesão celular, J. Dent. Res,2002; 81 :497-500.
Hou X, Weiler M, winger J, Morris J e Borke J. Modelo de rato para o estudo das alterações tecidulares induzidas pelos ambientes mecânicos que rodeiam o implante de titânio carregado. Int. J O & Max Imp,2009;24(5).
Huang K-K, Shen C, Chiang C-Y, Hsieh Y-D, Fu E. Efeito da proteína morfogenética óssea-6 na cicatrização de feridas periodontais num defeito de fenestração em ratos. J Periodont Res, 2005; 40(1): 1-10.
Huang W, Yang e Shao J. Signaling and transcriptional regulation in osteoblast commitment and differentiation (sinalização e regulação da transcrição no compromisso e diferenciação dos osteoblastos). Front Biosci, 2007; 12: 3068-3092.
Hughes I, Houk C, Ahmed S e Lee P. Consensus statement on management of intersex disorders (Declaração de consenso sobre a gestão de perturbações intersexuais). Arch Dis Child, 2006;91:554-63.
Hurum J e Chinsamy-Turan A. The radiation, bone histology, and biology of early mammals (A radiação, a histologia óssea e a biologia dos primeiros mamíferos). In: Chinsamy-Turan A, editor. Forerunners of mammals: radiation, histology, biology. Bloomington: Universidade de Indiana, 2012; 249-270.
I
Isaac J, Galtayries A, Kizuki T, Kokubo T, Berdal A e Sautier J. As superfícies de titânio obtidas por bioengenharia afectam a expressão genética e a resposta fenotípica das células osteoprogenitoras derivadas de ossos calvários de ratinho. JE Iusraoapceeatn a Cells and Materials, 2010;20:178-196.
Isaacson B, Booth T e Goldberg H. Labyrinthitis Ossificans: Qual a exatidão da RMN na previsão da obstrução coclear?.Otolaryngology-Head and Neck Surgery,2009; 692-696.
Ivanovski S, Li H, Daley T e Bartold P. Um estudo imunohistoquímico de moléculas de matriz associadas à cicatrização de feridas periodontais mediada pela membrana de barreira. J of Peri Res, 2000; 35:115-126.
Izuta H, Shimazawa M , Tsuruma K, Araki Y e Mishima S. Os produtos da abelha previnem a

angiogénese induzida pelo VEGF nas células endoteliais da veia umbilical humana BMC. Complementary and Alternative Medicine, 2009; 9(45): 1-10.
J
Jackson B e Slavin M. Tratamento de incisivos laterais superiores congenitamente ausentes: uma abordagem interdisciplinar. J Oral Implantol, 2012.
Jamil B. Papel da superfície do implante de titânio revestido com colagénio biomaterial na expressão de marcadores de proteínas ósseas e na reação de osseointegração, em comparação com o implante de titânio revestido com zircónia. Tese de doutoramento, Faculdade de Medicina Dentária, Universidade de Bagdade, 2011.
Jegat N, Septier D, Veis A, Poliard A e Goldberg M. Short-term effects of amelogenin gene splice products A+4 and A-4 implanted in the exposed rat molar pulp. Head & Face Medicine, 2007, 3:40.
Jenkins J, Shubin N, Gatesy S e Warren A. Gerrothorax pulcherrimus da formação do Fiorde Fleming do Triássico superior da Gronelândia Oriental e uma reavaliação da elevação da cabeça na alimentação de Temnospondyl. J Vertebrate Paleontology, 2008; 28, 935-950.
Jian W, Korostoff J e Sarment D. Análise da atividade da protease in situ em pacientes adultos com periodontite crónica: Expressão de MMP-2 activada e de uma serina protease de 40 kDa. Jornal de Periodontologia, 2004; 71(3):353-360.
Jimbo R, Anchieta R, Baldassarri M, Granato R, Granato C, Charles C, Teixeira H, Vandeweghe S, Janal M e Coelho P. Histomorfometria e Evolução das Propriedades Mecânicas do Osso em torno de Diferentes Sistemas de Implantes em Estágios Iniciais de Cicatrização: Um estudo experimental em cães. Implantodontia, 2013.
Jin T, Ito Y, Luan X, Dangaria S, Walker C e Allen M. Os motivos de poliprolina alongados facilitam a evolução do esmalte através da compactação das subunidades da matriz. PLoS Biol, 2009;7: 262.
Johansson C, Gretzer C e Jimbo R. Integração melhorada de implantes com implantes hierarquicamente estruturados: Um estudo piloto em coelhos. Clin Oral Implants Res, 2012;23:943-953.
Joos U e Meyer U. Novo paradigma na osseointegração de implantes. Head & Face Medicine, 2006; 2:19.
Joseph W, Silver F, Woods M e Laurencin C. The Role of Type I Collagen Molecular Structure in Tendon Elastic Energy Storage. Mater. Res. Soc. Symp. Proc, 2003;874.
Josephsen K, Takano Y, Frische S, Praetorius J, Nielsen S and Aoba T. Ion transporters in secretory and cyclically modulating ameloblasts: a new hypothesis for cellular control of preeruptive enamel maturation. Am J Physiol Cell Physiol, 2010; 299:1299-1307.
Jung R, Jones A e Higginbottom F. A influência da não correspondência dos diâmetros do implante e do pilar nos níveis radiográficos da crista óssea em cães. J Periodontol, 2008;79:260-270.
Junsheng F, McDaniel J, Chuang H, Huang O, Rakian A, Xu X, Steffensen B, Donly K, MacDougall M e Chen S. Ligação da amelogenina à MMP-9 e sua co-expressão no desenvolvimento de dentes de rato. J Mol Hist, 2012; 43:473-485
K
Kohle M, Marin-Moratalla N, Jordana X e Aanes R. Seasonal bone
crescimento e fisiologia em endotérmicos lançam luz sobre os dinossauros. PLoS ONE, 2012; 7.
Kalmar L,, Homola D, Varga G e Tompa P. A desordem estrutural nas proteínas traz ordem ao crescimento de cristais na biomineralização. Bone , 2012; 7:4
Kanczler J, Ginty P, White L, Clarke N, Howdle S, Shakesheff K e Oreffo R. O efeito da administração do fator de crescimento endotelial vascular e da proteína morfogénica óssea-2 a populações de células osteoprogenitoras na formação óssea. Biomaterials, 2010; 31: 1242-1250.
Kanno A, Nakada M, Akita Y e Hirai M. Expressão do gene da classe B e o modelo ABC modificado em monocotiledóneas não gramíneas. TSW Development & Embryology, 2007;2:17-28.
Kara M, Erciyas K, Altan A, Ozkut M, Ay S e Inan S. A timoquinona acelera a formação de novo osso no procedimento de expansão rápida da maxila. Arquivos de Biologia Oral, 2012; 57(4):357-363.
Katagiri T e Takahashi N. Regulatory mechanisms of osteoblast and osteoclast differentiation (Mecanismos reguladores da diferenciação de osteoblastos e osteoclastos). Oral Dis, 2002;

8:147-159.
Kaur P e DahiyaV. Plasma rico em plaquetas: A Novel Bioengineering Concept. Trends Biomate Artif Organs, 2011; 25(2): 86-90.
Kawana F, Sawae Y, Sahara T, Tanaka S, Debari K, Shimizu M e Sasaki T. O derivado da matriz de esmalte porcino melhora a regeneração do osso trabecular durante a cicatrização de feridas no fémur de ratos lesionados. Anat. Rec., 2002; 264: 438-446.
Kirkham J, Andreev I, Robinson C, Brookes S, Shore R e Smith D. Evidence for direct amelogenin-target cell interactions using dynamic force spectroscopy. Eur J Oral Sci, 2006; 114 (1): 219-224, 254, 381.
Ko "hier M, Mari "n-Moralaiia N, Jordana X e Aanes R. O crescimento ósseo sazonal e a fisiologia em endotérmicos lançam luz sobre a fisiologia dos dinossauros. Nature, 2012; 487: 358-361.
Koga T, Malsui Y e Asagiri M. NFAT e Oslerix cooperam para a formalização óssea regular. Nal Med, 2005; 11: 880-885.
Koo H, Gomes B, Rosaien P, Ambrosano G and Park Y. In vilro anlimicrobiai aclivily of propoiis & Arnica monlana againsl orai palhogens. Arch Orai Bioi, 2002; 45(2):141-148.
Koulouzis T, Felner M, Felner A e Lundren T. Relrospeclive evaiualion of creslai bone changes around impianls wilh reduced abulmenl diameler piaced non-submerged and al subcreslai posilions: The effecl of bone grafling al impianl piacemenl. J Periodonloi, 2011;82:234-242.
Koya-Miyala S, Arai N, Mizole A, Taniguchi Y, Ushio S, Iwaki K e Fukuda S. Propoiis Prevenls Diel-Induced hyperiipidemia and miligales weight gainl in Diel-Induced obesily in mice. Bioi. Pharm. Buii, 2009;32(12):2022-2028.
Kuilerer B, Friedi G, and Jandrosilz A. Gene expression profiiing of human mesenchymai slem ceiis derived from bone marrow during expansion and osleobiasl differenlialion. BMC Genomics, 2007; 8: 70-85.
Kumar C, Pralap e Venkaleswararao G. Denlai Impianls As An Oplion In Repiacing Missing Teelh: A Palienl Awareness Survey In Khammam, Andhra Pradesh. HTML, 2011;3(5): 33-37.
Kurlzman G. "Denlai impianls: orai hygiene and mainlenance". Impianl Denlislry Today,2007; 1(3).
L
Le T, Zhang Y, Li W e Denbeslen P. O efeito do LRAP na diferenciação dos órgãos epilíticos de enamei ceii. J Denl Res, 2007; 86: 1095-1099
Lean J, Davies J, Fuiier K, Jagger C, Kirslein B e Parlinglon G. A cruciai roie for lhioi anlioxidanls in eslrogen-deficiency bone ioss. J Ciin Invesl, 2003;112: 915-923.
Lee A, Hulleniocker A, Padian K e Woodward H. Anaiysis of growlh rales, em K. Padian e E.-T. Lamm (eds.), Bone Hisloiogy of Fossii Telrapods: Advancing Methods, Analysis, and Interpretation. University of California Press, Berkeley, California, 2013; 217-251.
Lee A e O'Connor P. A histologia óssea confirma o crescimento determinado e o tamanho pequeno do corpo no terópode noassauro Masiakasaurus knopfleri. Journal of Vertebrate Paleontology, 2013; 33:(4) 865-876.
Lee J e Tung C. Osteocalcin Biomimic Recognizes Bone Hydroxyapatite Chembiochem, 2011;12: 1669-1673.
Lee K, Lee S, Jung S, Song S, Cho S, Lee Z e Kim J. Uma nova mutação no gene *AMELX* e múltiplas reabsorções coronárias. Eur J Oral Sci , 2011; 119 (1): 324-328.
Lee N, Sowa H, Hinoi E, Ferron M e Ahn J. Endocrine regulation of energy metabolism by the skeleton (Regulação endócrina do metabolismo energético pelo esqueleto). Cell, 2007; 130: 456-469.
Lehman T e H Woodward. Modelação das taxas de crescimento dos dinossauros saurópodes. Paleobiologia , 2008; 34:264-281.
Li X, Wang H e Touma E. Genetic network and pathway analysis of differentially expressed proteins during critical cellular events in fracture repair (Rede genética e análise de vias de proteínas diferencialmente expressas durante eventos celulares críticos na reparação de fracturas). J Cell Biochem, 2007; 100: 527-543.
Linder L. Microscopia de alta resolução da interface implante-tecido. Ata Orthop Scand, 1985; 56:269-272.
Lu J , Getz G, Miska E, Alvarez-Saavedra E, Lamb J, Peck D, Sweet-Cordero A, Ebert BL, Mak R, Ferrando A, Downing J, Jacks T, Horvitz H e Golub T. MicroRNA expression profiles

classify human cancers. Nature, 2005; 435(7043):834-838.
Lund I, Nielsen B, Almholt K, R0n0 B, Hald A, Illemann M, Green K, Christensen I, R0mer J e Lund L. Concomitant lack of MMP9 and uPA disturbs physiological tissue remodeling. Dev Biol, 2011; 358:56-67
Lyngstadaas S, Wohlfahrt J, Brookes S, Paine M, Snead M e Reseland J. Proteínas da matriz do esmalte; moléculas antigas para novas aplicações. Orthod Craniofac Res, 2009; 12: 243-253.
Mahdy K, Ahmad H, Mannaa F e abdel-Shaheed A. Clinical benefits of biochemical markers of bone turnover in Egyptain childerin with chronic liver disease. Word J Gastroenterology, 2007;13(5):785-790.
Makki N, Thiel K e Francis. O Recetor do Fator de Crescimento Epidérmico e os seus Ligandos na Doença Cardiovascular. Int J Mol Sci, 2012; 14.
Marcucci C. Própolis: Composição química, propriedades biológicas e atividade terapêutica. Apidologie, 1995; 26: 83-99.
Margadant F, ChewLL, Hu X, Yu H e Bate N.Mechanotransduction In Vivo by Repeated Talin Stretch-Relaxation Events Depends upon Vinculin. PLoS Biol,2011; 9(12).
Marie J. Transcription factors controlling osteoblastogenesis. Arch Biochem Biophys, 2008; 473: 98-105.
Markelov V e Trushin M. Bee Venom Therapy and Low Dose Naltrexone for Rreatment of Multiple Sclerosis (Terapia com veneno de abelha e baixa dose de naltrexona para tratamento da esclerose múltipla). Nepal Journal of Neuroscience, 2006; 3: 71-77.
Martinez-Zapata M, Marti-Carvajal A e Sola I. Eficácia e segurança da utilização de plasma autólogo rico em plaquetas para a regeneração de tecidos: uma revisão sistemática. Transfusion, 2009;49:44-56.
Matsuzawa M. Putative signaling action of Amelogenin utilizes the Wnt/- catenin pathway. J Periodont Res,2009; 44: 289-296.
Mayhew P, Jenkins G e Benton T. A long-term association between global temperature and biodiversity, origination and extinction in the fossil record. Actas da Sociedade Real de Londres B, 2008; 275, 47-53.
McElwain J, and Punyasena S. Mass extinction events and the plant fossil record. Tendências em Ecologia e Evolução, 2007; 22, 548-557
McLennan S, Jia, Xing M, Lo L, Bonner J, Yue D e Twigg S. O protetor anti-inflamatório da colmeia de abelhas, própolis, melhora a cicatrização de feridas na diabetes experimental. Wound Healing Society, 17th Annual Meeting & Exhibition, programa final, 2007; sessão no. 53.
Meier PS, Bickelmann C, Scheyer T, Koyabu D e Sanchez M. Evolução da compacidade óssea em toupeiras existentes e extintas (Talpidae): explorando a microestrutura umeral em pequenos mamíferos fossoriais. BMC Evolutionary Biology, 2012; 13: 55.
Mendonca G, Mendonca D, Araga~o F e Cooper L.Advancing dental implant surface technology - From micronto nanotopography. Biomaterials, 2008; 29: 3822-3835.
Milot B. Effects of Soy Isoflavone Supplementation on Bone Mineral Density (Efeitos da suplementação com isoflavonas de soja na densidade mineral óssea). HerbClip, 2006.
Mitani K, Haruyama N, Hatakeyama J e Igarashi K. As isoformas de emenda da amelogenina estimulam a diferenciação condrogénica das células ATDC5. Oral Diseases J, 2013;19:169-179.
Mohamed M. O efeito de células estaminais autólogas derivadas da medula óssea com estimativa de eventos moleculares na cicatrização de alvéolos dentários em coelhos diabéticos (um estudo experimental histomorfométrico, histológico e imunohistoquímico). Tese de doutoramento, Faculdade de Medicina Dentária, Universidade de Bagdade, 2012.
Montes L, Le Roy N, Perret M, Buffre'nil, V, Castanet J e Cubo J. Relationships between bone growth rate, body mass and resting metabolic rate in growing amniotes: A phylogenetic approach. Biological Journal of the Linnean Society, 2007; 92, 63-76.
Morawiec T, Dziedzic A, Niedzielska I, Mertas A, Tanasiewicz M, Skaba D, Kasperski J, Machorowska-Pienidhek A, Kucharzewski M, Szaniawska K, Wiwckiewicz W e Wiwckiewicz M. A atividade biológica da pasta de dentes contendo própolis no ambiente de saúde oral em pacientes que foram submetidos a reabilitação protética suportada por implantes. Medicina Complementar e Alternativa Baseada em Evidências, 2013;12:50.
Mori K, Emoto M, Motoyama K, Lee E, Yamada S, Shoji T e Inaba M. Undercarboxylated osteocalcin does not correlatewith insulin resistance as assessed by euglycemic

hyperinsulinemic clamp technique in patientswith type 2 diabetes mellitus. Diabetologia & Síndrome Metabólica, 2012; 4:53
Motyl K, McCabe L and Schwartz A. Bone and glucose metabolism parameters and activity of antioxidant enzymes in broilers exposed to lead-induced oxidative stress. In: Asian-Australasian Journal of Animal Science, 2010; 23: 1482-1489.
Muller-Mai CM. Materiais de implante com partículas bioactivas para regeneração. Tese de habilitação, Universidade Livre de Berlim, 2000;19-30.
N
Nadia B, Wided K, Kheira B Hassiba R, Lamia B, Rhouati S, Alyane M, Zellagui A e Lahouel M. Disruption of mitochondrial membrane potential by ferulenol and restoration by propolis extract: antiapoptotic role of propolis. Ata Biol Hung, 2009;60:385-98.
Nagisa N, Nakano T e Hashiguchi N. Análise da orientação biológica da apatite em mandíbulas de ratos. Oral Sci Int, 2009;7:19-25.
Nakayama Y, Yang L, Mezawa M, Araki S, Li Z, Wang Z, Sasaki Y, Takai H, Nakao S, Fukae M e Ogata Y. Efeitos da amelogenina porcina de 25 kDa e dos seus derivados proteolíticos na expressão da sialoproteína óssea. Journal of Periodontal Research,2010;45(5):602-611.
HISTOLOGIA ORAL de Nanci A. Ten Cate. Desenvolvimento, Estrutura e Função. 6th ed, Mosby Co, 2008; 111-145 & 397-403.
Nel S. Perfil imunohistoquímico do epitélio odontogénico em dentes de cão *(Canis familiaris)* em desenvolvimento. Vet Pathol,2010; 48: 276-282.
Newman M, Takei H, e Carranza F. Clinical Periodontology (10ed.). Edimburgo: Elsevier Saunders, 2010.
Ng K. Regulation of glucose metabolism and the skeleton (Regulação do metabolismo da glucose e do esqueleto). Clin Endocrinol, 2011; 75:147-155.
Niehaus A, Anderson D, Samii V, Weisbrode S, Johnson J, Noon M, Tomasko D e Lannutti J. Effects of orthopedic implants with a polycaprolactone polymer coating containing bone morphogenetic protein-2 on osseointegration in bones of sheep (Efeitos de implantes ortopédicos com um revestimento de polímero de policaprolactona contendo proteína morfogenética óssea-2 na osteointegração em ossos de ovinos). Am J Vet Res,2009; 70:1416-1425.
Novaes A, Souza S, Barros R, Pereira K, Iezzi G e Piattelli A. Influência das superfícies dos implantes na osseointegração. Braz Dent J,2010; 21(6): 471-481.
Nowak A, Straburzynska-Lupa A, Pilaczynska-Szczesniak L e Romanowski W. A osteocalcina está implicada na regulação do metabolismo energético na artrite reumatoide ativa? Metabolómica, 2013; 3:2
O
Ogata Y. Resposta adversa do tecido hospedeiro no afrouxamento de implantes dentários - enzimas proteolíticas e destruição peri-implantar. Periodontal Research,2008;43(2):127-135.
Omar O, Suska F e Lenneras M. A influência do tipo de osso na expressão genética no osso normal e na interface osso-implante: Experiências em modelo animal. Clin Implant Dent Relat Res, 2011;13:146-156.
Omar O, Svensson S e Zoric N. Expressão genética in vivo em resposta a implantes de titânio oxidados anodicamente versus implantes de titânio maquinados. J Biomed Mater Res A, 2010;92:1552-1566.
Orsi R, Fernandes A, Bankova V e Sforcin J. Os efeitos da própolis brasileira e búlgara in vitro contra Salmonella typhi e seu sinergismo com antibióticos que atuam no ribossomo. Nat Prod Res, 2012;26(5):430-437.
Oshida Y, Tuan e e Gencay K. Dental implant system, Int j Mol Sci, 2010;11(4):1580-1674.
Ozbilge H, Kaya E, Songul A e Silici S. Actividades anti-leishmania do extrato etanólico de própolis de Kayseri. African J. Microbiology Res, 2010; 4 (7):556-560.
P
Paccione M., Warren S, Spector J, Greenwald J, Bouletreau P e Longaker M. Um modelo de rato de cicatrização de osteotomia mandibular. Journal of Craniofacial Surgery , 2001;12: 444-450.
Palioto D, Rodrigues T, Marchesan J, Beloti M, Oliveira P e Rosa A.Efeitos do derivado da matriz do esmalte e do fator de crescimento transformador-b1 nas células osteoblásticas humanas. Head & Face Medicine, 2011; 7:13.

Parashis A, Andronikaki-Faldami A e Tsiklakis K. Comparação clínica e radiográfica de três procedimentos regenerativos no tratamento de defeitos intra-ósseos. Int J Periodontics Restorative Dent, 2004;24: 81-90.
Park S, Heo H, Lee W e Pyo S. Marcadores biológicos à volta do implante de titânio imediatamente colocado na cavidade de extração da maxila de ratos diabéticos e tratados com insulina. J Korean Assoc Oral Maxillofac Surg, 2012;38:204-211.
Parolia A, Kundabala M, Rao N, Acharya S, Agrawal P, Mohan M, Thomas M. Uma análise histológica comparativa da polpa humana após o capeamento direto da polpa com própolis, agregado de trióxido mineral e Dycal. Australian Dental Journal, 2010; 55: 59-64.
Pearce A, Richards R, Milz S, Schneider E e Pearce S. Animal models for implant biomaterial research in bone: a review. AEIu rPoepaeracne eCt eall.s and Materials, 2007; 13:1-10.
Pessoa R, Coelho P e Muraru L. Influência do desenho do implante no ambiente biomecânico de implantes colocados imediatamente: Análise de elementos finitos tridimensionais não lineares baseada em tomografia computorizada. Int J Oral Maxillofac Implants, 2011;26:1279-1287.
Petruska P, Tusimova E, Kalafova A, Hascik P, Kolesarova A Cell different platelet rich plasma concentrations on proliferation and chemotherapy with or without 1 year oftrastuzumab: O ensaio hera. J Clin Oncol, 2012; 27:2962- 2969.
Pinho M, Roriz V, Novaes A, Taba M, Grisi M, De Souza S e Palioto D. Membranas de titânio na prevenção do colapso alveolar após extração de dentes em coelhos Implantologia, 2006; 15:53-61.
Pittas A, Harris S e Eliades M. Association between serum osteocalcin and markers of metabolic phenotype (Associação entre osteocalcina sérica e marcadores de fenótipo metabólico). J Clin Endocrinol Metab, 2009; 94 (3): 827832.
Pontin K, Da Silva Filho A, Santos F, Silva M, Cunha W, Nanayakkara N, Bastos e deAlbuquerque S. Atividades antileishmanial in vitro e in vivo de um extrato de própolis verde brasileira Parasitol Res, 2008; 103(3):487-492.
Pugach M, Li Y, Suggs C, Wright J, Aragon M, Yuan Z, Simmons D, Kulkarni A e Gibson C. O terminal C da amelogenina é necessário para o desenvolvimento do esmalte. J Dent Res, 2010; 89:165-169.
Raghukumar R, Vali L, Watson D, Fearnley J e Seidel V. Atividade de Staphylococcus aureus resistente à antimeticilina (MRSA) da "própolis do Pacífico" e das prenilflavanonas isoladas. Phytother Res, 2010; 24(8):1181-1187
Rammelt S, Heck C e Zwipp H. Efeitos in vivo de revestimentos de implantes de titânio carregados e não carregados com colagénio, sulfato de condrotina e hidroxiapatite na tíbia de ovelha. J Orthop Res, 2007; 25(8):1052-1061.
Ravikumar A, Abbulu K e Beinert N. Avaliação da atividade anti-inflamatória de calotropis gigantean, tylophora indica e sarcostemma secomone. Int. Res J Pharm. App Sci., 2011; 1(1):34-42.
redução da endopeptidase de degradação A, neprilysin, no hipocampo do rato após o envelhecimento. J Neurosci Res, 2002; 70:493-500.
Reichert C, Al-Nawas B, Smeets R, Kasaj A, Gotz W e Klein M. Proliferação in vitro de células osteogénicas humanas na presença de diferentes materiais de substituição óssea comerciais combinados com derivados de matriz de esmalte. Head & Face Medicine, 2009; 5:23.
Reinhardt R, Lee H, Schmid M, Payne J e Golub L. Relationship between gelatinases and bone turnover in the healing bone defect. Jornal de Cirurgia Oral e Maxilofacial, 2005; 63: 1455-1460.
Renvert, S., Samuelsson E., Lindahl, C., Persson, G.: Mechanical Non- Surgical Treatment of Peri-Implantitis: Uma Clínica Longitudinal Randomizada Duplo-Cega. J Clin Perio,2009; 36: 604-609.
Reseland J, Reppe S, Larsen A, Berner H, Reinholt F, Gautvik K, Slaby I e Lyngstadaas S. O efeito do derivado da matriz de esmalte na expressão de genes em osteoblastos. Eur J Oral Sci ,2006; 114 (1): 205-211, 254, 381.
Rhie Y, Nam H e Lee K. Níveis séricos de osteocalcina em raparigas com puberdade precoce central.Inte J Pediatric Endocrinology, 2013; 1:79
Rio L, Pinheiro C e Barroso R. Análise preliminar dos efeitos da dose de radiação na microestrutura de fémures de ratos utilizando microtomografia computorizada por radiação

síncrotron. Journal of Cancer Research and Experimental Oncology, 2004;3(7):76-83.
Roussy Y, Bertrand M e Gagnon G. Ativação de plasmas ricos em plaquetas humanas: efeito na libertação de factores de crescimento, divisão celular e formação óssea in vivo. Clinical Oral Implants Research, 2007; 18: 639-648.

S

Sabir A, Tabbu C, Agustiono P e Sosroseno W, Análise histológica do tecido pulpar dentário de ratos coberto com própolis. J. Oral Sci., 2005 ; 47(3): 135-138.
Santos M, Hart P, Ramaswami M, Kanno C, Hart T e Line S. Exclusão de gene conhecido para o desenvolvimento do esmalte em duas famílias brasileiras com amelogénese imperfeita. Head & Face Medicine ,2007, 3:8.
Santos V, Gomes R, de Mesquita R, Mariela de Moura D, Franga E, de Aguiar E, Naves M,Abreu J e Abreu R. Eficácia do gel de própolis brasileiro no tratamento da estomatite protética: um estudo piloto. Phytotherapy Res, 2008;11 (22):1544-1547.
Sarkar S, Reginster J e Delmas P. Relationship between changes in biochemical markers of turnover and BMD to predictvertebral fracture risk. J Bone Miner Res, 2004;19:394-401.
Satue M, Arriero M, Monjo M, Ramis M. A quercitrina e a taxifolina estimulam a diferenciação de osteoblastos em células MC3T3-E1 e inibem a osteoclastogénese em células RAW 264.7. submetido a Phytomedicine Progress in Materials Science ,2012;30: 105.
Savalli M. Manual de Laboratório de Anatomia Humana com Dissecção em Gato, 7ª ed. 2013
Sawaya A, Souza K, Marcucci M,Cunha I and Shimizu M. Análise da composição de extratos de própolis brasileira por cromatografia e avaliação de sua atividade in vitro contra bactérias gram-positivas. Braz J Microbiol, 2004;35: 104-109
Sawicka D, Car H, Borawska M e Niklinski J. A atividade anticancerígena do orpoplis. Folia Histochemica et cytobiologica, 2012; 50(1): 25-37.
Scheyer T, Klein N e Sander P. Paleontologia do desenvolvimento de Reptilia como revelado por estudos histológicos. Seminários em Biologia Celular e do Desenvolvimento, 2010; 21: 462-470.
Schnabelrauch M, Kneissel M e Schlottig F. Osseointegração de implantes bioquimicamente modificados num modelo de roedor com osteoporose. European Cel ls and Materials, 2013; 25: 326 - 340.
Schwarz F, Rothamel D, Herten M, Sculean A, Scherbaum W e Becker J. Efeito do derivado proteico da matriz do esmalte na fixação, proliferação e viabilidade de osteoblastos SaOs2 humanos em implantes de titânio. Clin Oral Invest, 2004; 8:165-171
Seven P, Yilmaz S, Seven I, Cerci I, Azman M, Yilmaz M. Effects of propolis on selected blood indicators and antioxidant enzyme activities in broilers under heat stress. In: Ata Veterinaria Brno,2011; 78: 75-83.
Seven T, Yilmaz S, Seven I, Cerci H, Azman A, Yilmaz M. Effects of propolis on selected blood indicators and antioxidant enzyme activities in broilers under heat stress. In: Ata Veterinaria Brno,2009; 78: 75-83.
Sforcin J e Bankova V. Própolis: Existe um potencial para o desenvolvimento de novos medicamentos? J Ethnopharmacol, 2011; 133: 253-260
Sforcin J, Fernandes A, Lopes C, Bankova V e Funari S. Efeito sazonal na atividade antibacteriana da própolis brasileira. Ethnopharmacol, 2005; 73(1-2): 243249.
Shalak R, Zhao Y. Similaridade da distribuição de tensão no osso para várias rugosidades da superfície do implante de forma semelhante. Clin Implan Dent Relat Res, 2000;2(4): 225-30.
Shieh D, Yang S, Shi x, Wu Y e Wu s. Propriedades dos canais BK ca em queratinócitos orais. J Dent Res, 2005; 84(5): 468-473.
Shimada Y, Ichinose S, Sadr A, Burrow M e Tagami J. Localização das metaloproteinases da matriz (MMPs-2, 8, 9 e 20) na dentina normal e cariada. Aust Dent J, 2009; 54:347-354
Shimizu E. Regulation of Rat Bone Sialoprotein Gene Transcription by Enamel Matrix Derivative (Regulação da Transcrição do Gene da Sialoproteína Óssea de Rato por Derivado da Matriz de Esmalte). J Periodontology, 2005; 75(2):260-267.
Shokri H, Khosravi A, e Yalfani R. Antifungal efficacy of propolis against fluconazole-resistant Candida glabrata isolates obtained from women with recurrent vulvovaginal candidiasis. Gynaecol Obstet, 2011;114(2):158-159
Sibel S and Semiramis K. Chemical composition and antibacterial activity of propolis collected by three different races of honeybees in the same region. J Ethnopharmacol, 2005;99:69-73

Silva F, Almeida J e Sousa S. Medicamentos naturais em endodontia - um estudo comparativo da ação anti-inflamatória. Braz Oral Res, 2004; 18(2): 174-179.
Sims N and Gooi J. Bone remodeling: multiple cellular interactions required for coupling of bone formation and resorption. Semin Cell Dev Biol, 2008; 19: 444-451.
Sodek J e McKee M. Molecular and cellular biology of alveolar bone (Biologia molecular e celular do osso alveolar). Peridontol, 2000; 24:99-126.
Stadlinger B, Ferguson S, Eckelt U, Mai R, Lode A, Loukota R e Schlottig F. Avaliação biomecânica de uma superfície de implante de titânio condicionada por uma solução de iões de hidróxido. Br J Oral Maxillofac Surg, 2012; 50: 74-79.
Standlinger B, Philling E e Bierhaum s. Influnência do revestimento de matriz exteracelular na estabilidade do implante e na osseointegração. J Biomed Mater Res, 2007;83B(1):222-231.
Standlinger B, Philling E, udel H e Eckelt U. Avaliação de implantes dentários revestidos com colagénio, sulfato de condrotina e BMP-4: um estudo em animais. Int J Oral Maxillofac Surg, 2008; 37(1):54-59.
Stanford C. Surface Modification of Biomedical and Dental Implants and the Processes of Inflammation, Wound Healing and Bone Formation (Modificação da superfície de implantes biomédicos e dentários e os processos de inflamação, cicatrização de feridas e formação óssea). Int. J. Mol. Sci, 2010.
Starczynski J, Atkey N e Connelly Y. Amplificação do gene HER2 no cancro da mama: A rogues' gallery of challenging diagnostic cases-ukneqas interpretation guidelines and research recommendations. Am J Clin Pathol, 2012; 137:595-605.
Stein K e Sander P. Histological core drilling: a less destructive method for studying bone histology, Methods in fossil preparation: Actas do Primeiro Simpósio Anual de Preparação e Coleção de Fósseis, 2009; 69-80.
Stepien E. Acceleration of New Biomarkers Development and Discovery in Diagnóstico Sinérgico da Doença Arterial Coronária. Capítulo 18, 2011.
Stokes D, Rea S e Porter *A*. Characterisation of biomedical materials, cells & interfaces using environmental SEM (ESEM), Symposia on Physical Characterization of Biological Materials and Systems/Polymeric Biomaterials for Tissue Engineering /BioInspired Materials-Moving Toward Complexity. materials research society,2011; 113-118.
Sudhir N, Taruna M, Ramu M e Prashanth M. Colocação imediata de implantes e carga imediata na mandíbula anterior. Indian J Dent Adv, 2011; 3 (1): 757-760.
Sul Y, Kang BS e Johansson C. The roles of surface chemistry and topography in the strength and rate of osseointegration of titanium implants in bone (Os papéis da química e da topografia da superfície na força e na taxa de osseointegração de implantes de titânio no osso). J Biomed Mater Res A, 2009;89: 942-950.
Sul Y. Comportamento de crescimento eletroquímico, propriedades de superfície e resposta óssea in vivo melhorada de nanotubos de TiO2 em superfícies microestruturadas de implantes de titânio em forma de parafuso jateados. Int J Nanomedicine, 2010; 5:87-100.
Sun P, Wang J, Zheng Y, Fan Y e Gu Z. O heterodímero BMP2/7 é um indutor mais forte da regeneração óssea no modelo de defeitos ósseos peri-implantares do que o homodímero BMP2 ou BMP7. Dental Materials J, 2012; 31(2): 239-248
Sun Z, Carpiaux W, Fan D, Fan Y, Lakshminarayanan R e Moradian- Oldak J. A apatite reduz a proteólise da amelogenina por MMP-20 e KLK4 in vitro. J Dent Res, 2010; 89:344-348
Suska F, Emanuelsson L, Johansson A, Tengvall P e Thomsen P. Formação de cápsulas fibrosas em torno de titânio e cobre. J Biomed Mater Res A, 2008;85:888-896.
Swanson E, Fong H, Foster B, Paine M, Gibson C, Snead M e Somerman M. As amelogeninas regulam a expressão de genes associados aos cementoblastos *in vitro*,2006;114:239-243.
T
Takaguri A, Shirai H, Kimura K, Hinoki A, Eguchi K, Carlile-Klusacek M, Yang B, Rizzo V e Eguchi S. Caveolin-1 regula negativamente a transactivação do recetor do fator de crescimento epidérmico dependente da metaloprotease pela angiotensina II. J Mol Cell Cardiol, 2011; 50: 545-551.
Talas Z e Gulhan M. Effects of various propolis concentrations on biochemical and hematological parameters of rainbow trout (Oncorhynchus mykiss). In: Ecotoxicologia e Segurança Ambiental, 2009; 72.
Tanimoto K, Huang Y, Tanne Y, Kunimatsu R, Michida M, Yoshioka M, Ozaki N, Sasamoto T,

Yoshimi Y, Kato Y e Tanne K. Amelogenin Enhances the Osteogenic Differentiation of Mesenchymal Stem Cells Derived from Bone Marrow. Cells Tissues Organs, 2012;196:411-419.
Tasl P. O boro melhora a diferenciação odontogénica e osteogénica das células estaminais do germe dentário humano (hTGSCs) *in vitro*. Biol Trace Elem Res, 2013; 153: 419-427.
Thevenot P, Hu W e Tang L. A química da superfície influencia a biocompatibilidade do implante. Curr Top Med Chem, 2008;8:270-280.
Theyse L, Oosterlaken-Dijksterhuis M, Doorn J, Dhert W. & Hazewinkel H. A hormona do crescimento estimula a cicatrização óssea num modelo de defeito ósseo de tamanho crítico. Clin Orthopaedics and Related Research, capítulo 7, 2006; 120-37.
Toker H, Ozan F, Ozer H, Ozdemir H, Eren K e Yeler H. Uma avaliação morfométrica e histopatológica dos efeitos da própolis na perda óssea alveolar na periodontite experimental em ratos. J Periodontology, 2008; 79(6): 1089-1094.
Toker H, Ozdemir H, Eren K, Ozer H e Sahin. N-acetilcisteína, um antioxidante tiol, diminui a perda óssea alveolar na periodontite experimental em ratos. J Periodontology,2009;80(4).
Tong L, Nelson N e Tsourigiannis J. The effect of prolonged fixation on the immunohistochemical evaluation of estrogen recetor, progesterone recetor, and HER2 expression in invasive breast cancer: Um estudo prospetivo. Am J Surg Pathol, 2011; 35:545-552.
Trombelli L, Farina R, Marzola A, Bozzi L, Liljenberg B, Lindhe J. Modelação e remodelação de alvéolos de extração humanos. J Clin Periodontol, 2008; 35: 630-639
Tsuihij T, Watabe K, Tsogtbaatar T, Tsubamoto R, Barsbold S, Suzuki A, Lee R, Ridgely Y, Kawahara M e Witmr L. Cranial osteology of a juvenile specimen of Tarbosaurus bataar (Theropoda, Tyrannosauridae) from the Nemegt Formation (Upper Cretaceous) of Bugin Tsav, Mongolia. Journal of Vertebrate Paleontology, 2011; 31:497-517.
U
Ulrich W. Distribuição do peso corporal dos Hymenoptera europeus. Oikos,2006; 114: 518-528
Uskokovic' V, Khan F, Liu H, Witkowska H, Zhu L, Li W e Habelitz S. A hidrólise da amelogenina pela metaloprotease-20 da matriz acelera a mineralização in vitro. Arch Oral Biol,2011; 56:1548-1559
V
Valverde G, Jimbo R e Teixeira H. Avaliação da rugosidade da superfície em função de múltiplas variáveis de processamento de jato de areia. Clin Oral Implants Res, 2013;24: 238-242.
Vasikaran S, Cooper C, Eastell R, Griesmacher A, Morris H, Trenti Tand Kanis G. Federation of Clinical Chemistry and Laboratory Medicine Position on bone marker standards in osteoporosis Clin Chem Lab Med, 2011;49(8).
Vaya J e Tamir S. The relation between the chemical structure of flavonoids and their estrogen like activities. Curr. Med. Chem, 2004; 11: 13331343..
Veis A, Tompkins K, Alvares K, Wei K, Wang L, Wang X, Brownell A, Jengh S e Healy K. Specific Amelogenin Gene Splice Products Have Signaling Effects on Cells in Culture and in Implants *in Vivo*. Journal of Biological Chemistry, 2000; 275, 41263-41272.
Vera N, Solorzano E, Ordonez R, Maldonado L, Bedascarrasbure E e Isla M. Composição química da própolis argentina coletada em regiões extremas e sua relação com atividades antimicrobianas e antioxidantes. Nat Prod Commun, 2011; 6:823-827
Vesper H, Cosman F, and Mallinak n. application of biochemical markers of bone turnover in the assessment and monitoring of bone disease; approved guidline.Clinical chemistery,2004;24(22):1-33.
Vesterby A, Gundersen H and Melsen F. Star volume of marrow, space and trabeculae of the fast lumbar vertebra : Sampling efficiency and biological variation. Bone, 1989; 12:219-224.
Villagra F, Scheyer T, Forasiepi A, MacPhee R e Sa'nchc/.-Viiiagra M. Padrões evolutivos de histologia óssea e compacidade óssea em ossos longos de mamíferos Xenarthran. PLoS ONE, 2013; 8(7): 69275.
Viswanathan H, Berry J e Foster B. Amelogenin: um potencial regulador dos genes associados ao cemento. J Periodontol, 2008;74:1423-1431.
Vogel M, Voigt C, Gross U e Muller-Mai C. Comparação in vivo de partículas de vidro bioactivas em coelhos. Biomaterials,2001;22:357-62.

Vouros I, Kalpidis C e Horvath A. Systematic assessment of clinical outcomes in bone-level and tissue-level endosseous dental implants (Avaliação sistemática dos resultados clínicos em implantes dentários endósseos ao nível do osso e dos tecidos). Int J Oral Maxillofac Implants, 2012; 27:1359-1374.

W

Wallace J. Applications of atomic force microscopy for the assessment of nanoscale morphological and mechanical properties of bone (Aplicações da microscopia de força atómica para a avaliação das propriedades morfológicas e mecânicas do osso à nanoescala). Bone, 2012;50: 420427

Wang C, Zöllner S e Rosenberg N. A Quantitative Comparison of the Similarity between Genes and Geography in Worldwide Human Populations, genetic, 2012.

Wang H e Avila G. Plasma rico em plaquetas: Mito ou Realidade? Eur J Dent, 2007; 1(14):192-194.

Warotayanont R, Zhu D, Snead M e Zhou Y. O péptido de amelogenina rico em leucina induz a osteogénese em células estaminais embrionárias de rato. Biochem Biophys Res Commun, 2008; 367:1-6

Wei Y e Latour R. Determinação da energia livre de adsorção para interações peptídeo-superfície por espetroscopia SPR. Langmuir, 2008;24:6721-6729.

Wen B e Moradian-Oldak J. Modification of calcium-phosphate coatings on titanium by recombinant amelogenin. J. Biomed Mater Res, 2003; 64A: 483490.

Wennerberg A e Albrektsson T. Sobre superfícies de implantes: uma revisão dos conhecimentos e opiniões actuais. Int J Oral Maxillofac Implants, 2010;25:63-74.

Wi^ckiewicz W,Miernik M, Wi^ckiewicz M, e Morawiec T. "Does propolis help to maintain oral health?" Medicina Alternativa e Complementar Baseada em Evidências, 2013; 8.

Wilken J, Perez-Torres M, Nieves-Alicea R, Cora E, Christensen T, Baron A e Maihle N. O derramamento do recetor solúvel do fator de crescimento epidérmico (sEGFR) é mediado por um eixo de metaloprotease/fibronectina/integrina e inibido pelo cetuximab. Biochemistry, 2013; 52,4531-4540.

Wilmowsky V, Bauer S, Roedl S, Neukam F, Schmuki P e Schlegel K. Effect of diameter of anodic TiO2 nanotubes on bone formation. Clin. Oral Impl. Res, 2012; 23: 359-336.

Witzmann F and Soler-Gijo'n R. The bone histology of osteoderms in temnospondyl amphibians and in the chroniosuchian Bystrowiella. Ata Zoologica, 2010; 91: 96-114.

Wolff A, Hammond M, Hicks D, Dowsett M e McShane L. Recomendações para o teste do recetor 2 do fator de crescimento epidérmico humano no cancro da mama: Sociedade Americana de Oncologia Clínica/Colégio de Patologistas Americanos Atualização das Diretrizes de Prática Clínica.JOURNAL OF clinical oncology, 2013.

Wong W e Rabie B. Efeito do enxerto de colagénio de naringina na formação óssea. Biomaterials, 2006; 27: 1824-1831.

X

Xu X, Clark J, Mo J, Choiniere J, Forster C, Erickson G, Hone C. Sullivan D, Eberth S, Nesbitt Q, Zhao R. Hernandez C, Jia F e Guo Y. Um ceratossauro jurássico da China ajuda a clarificar as homologias digitais das aves. Nature, 2009; 459:940-944.

Xue C, Wyckoff J, Liang F, Sidani M, Violini S, Tsai K, Zhang Z, Sahai E, Condeelis J, Segall J. A sobreexpressão do recetor do fator de crescimento epidérmico resulta num aumento da motilidade das células tumorais in vivo, em coordenação com um aumento do intravasamento e das metástases. Cancer Re,. 2006 ; 1,66(1):192-197.

Y

Yamano S, Hak K, Ishiok M, Lin T, Hanatani S, Dai J e Moursi A. The Potential of Tissue Engineering and Regeneration for Craniofacial Bone Dentistry, 2012; 2:5.

Yoshikazu M, Masatake A, eMinoru T. A proteína morfogenética óssea 2 e a dexametasona aumentam sinergicamente o nível de fosfetase alcalina através da sinalização JAk/STAT em C3H10T1/2. J Cell Physiol, 2010;223(1):123-133.

Yoshinari M, Oda Y, Inoue T, Matsuzaka K e Shimono M. Bone response to calcium phosphate-coated and bisphosphonate immobilized titanium implants.Biomaterials, 2002; 23 :2879-2885.

Young S, Patel Z, Kretlow J, Murphy M, Mountziaris P, Baggett L, Ueda H, Tabata Y, Jansen J, Won M e Mikos A. Efeito da dose de administração dupla do fator de crescimento endotelial

vascular e da proteína morfogenética óssea-2 na regeneração óssea num modelo de defeito de tamanho crítico em ratos. Tissue Engineering Part A;, 2009 15: 23472362.
Yuan G, Yang G, Gonzalez O, Gluahk-Heinrich J, Xu X, Chen Z, Steffensen B, Donly K, MacDougall M, Chen Z e Chen S. Defeitos dentários e interferência no processamento de DSP/DSPP em ratinhos com MMP-9. 89ª sessão geral e exposição da IADR, 2009; 126
Z
Zenger S, Ek-Rylander B e Andersson G. Os osteoclastos de ossos longos apresentam um fenótipo de osteoclasto aumentado em comparação com os osteoclastos calvários. Biochem Biophys Res Commun,2010;394(3):743-749.
Zhang H, Tompkins K, Garrigues J, Snead M, Gibson C e Somerman M. A amelogenina de comprimento total liga-se à superfície celular LAMP-1 nas células associadas à raiz do dente/periodonto. Arch Oral Biol, 2010; 55: 417-425.
Zhang Z. O fator de transcrição do homeodomínio LIM LHX6: um repressor transcricional que interage com o homeobox pituitário 2 (PITX2) para regular a odontogênese. J Biol Chem, 2013; 288: 2485-2500.
Zhu W, Chen M, Shou Q, Li Y e Hu F. Biological activities of Chinese Propolis and Brazilian Propolis on streptozotocin-Induced Type 1 Diabetes Mellitus in rats. eCAM, 2010;1-8.

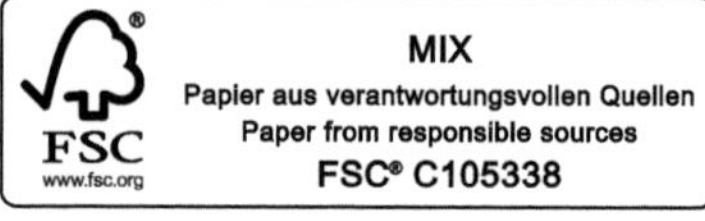

Printed by Books on Demand GmbH, Norderstedt / Germany